AF591975

PETITE BIBLIOTHÈQUE MÉDICALE
À 2 FR. LE VOLUME

LA FÉCONDATION ARTIFICIELLE ET SON EMPLOI CONTRE LA STÉRILITÉ CHEZ LA FEMME

PAR

JULES GAUTIER

Avec figures.

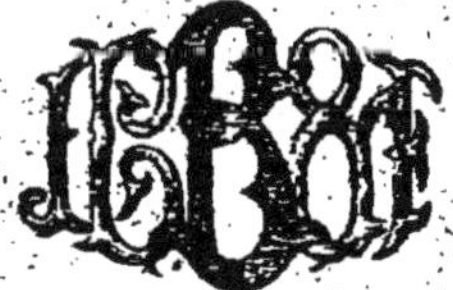

PARIS
LIBRAIRIE J.-B. BAILLIÈRE ET FILS
19, RUE HAUTEFEUILLE, près du boulevard Saint-Germain

1889

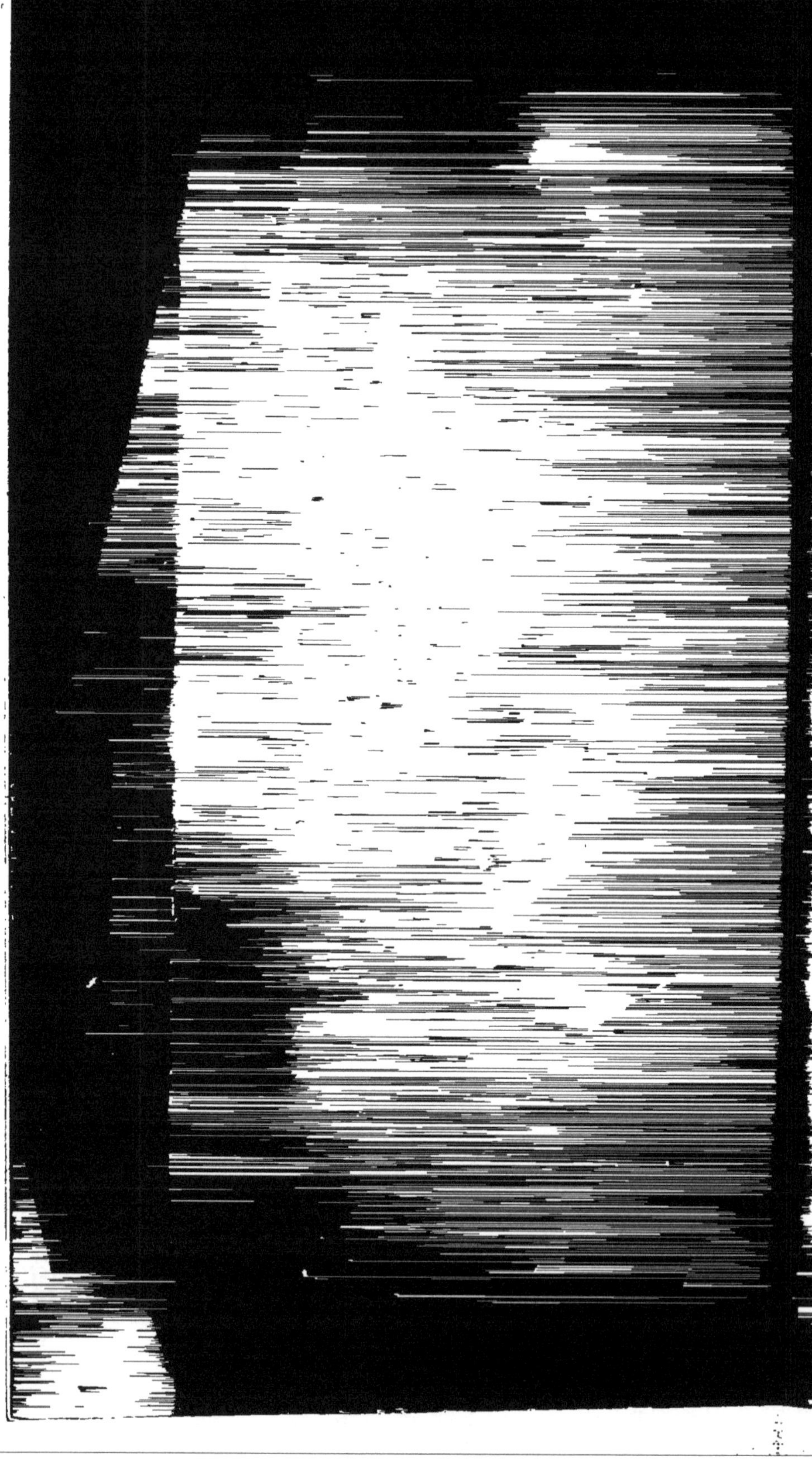

PETITE BIBLIOTHÈQUE MÉDICALE

LA FÉCONDATION ARTIFICIELLE

ET

SON EMPLOI CONTRE LA STÉRILITÉ CHEZ LA FEMME

DU MÊME AUTEUR

Du massage ou manipulation appliqué a l'hygiène, 1880, in-18, 72 pages............................ 1 fr.
Secours d'urgence dans les maladies subites et les maladies par accident, Paris, 1886, in-18, 68 pag. 1 fr. 50
La chirognomonie et la phrénologie, Paris, 1883, in-18, 138 pages...................................... 2 fr.
Chiromancie et la chirognomonie ou l'art de lire dans la main, Paris, 1885, 1 vol. in-18, XIV, 98 pages... 1 fr. 50

A LA MÊME LIBRAIRIE

PETITE BIBLIOTHÈQUE MÉDICALE

A 2 fr. le volume.

NOUVELLE COLLECTION DE VOLUMES IN-16
COMPRENANT 200 PAGES ET ILLUSTRÉS DE FIGURES

BALL. La folie érotique, par B. Ball, professeur à la Faculté de médecine, membre de l'Académie de médecine. 1 vol.
BOURGEOIS. Les passions dans leurs rapports avec la santé et les maladies, par le Dr L. X. Bourgeois.
CORLIEU. La prostitution a Paris, par le Dr A. Corlieu, 1 vol.
DECHAUX. La femme stérile. *Deuxième édition.* 1 vol.
GOURRIER. Les lois de la génération, sexualité et conception.
GROS. Mémoires d'un estomac, par le Dr H. Gros, 1 vol.
JOLLY. Le tabac et l'absinthe, leur influence sur la santé publique, sur l'ordre moral et social. *Deuxième édition.* 1 vol.
JOLLY. Hygiène morale. L'homme, la vie, l'instinct, la curiosité, l'imitation, l'habitude, la mémoire, l'imagination, la volonté, 1 vol.
MURRELL. La pratique du massage, action physiologique, emploi thérapeutique. Introduction par le Dr Dujardin-Beaumetz, membre de l'Académie de médecine, 1 vol.
PERIER (E.) La première enfance, guide hygiénique des mères et des nourrices. *Troisième édition.*
— La seconde enfance, guide hygiénique des mères et des personnes appelées à diriger l'éducation de la jeunesse.

ÉMILE COLIN. — IMPRIMERIE DE LAGNY

LA FÉCONDATION ARTIFICIELLE

ET

SON EMPLOI CONTRE LA STÉRILITÉ CHEZ LA FEMME

PAR

JULES GAUTIER

Avec figures.

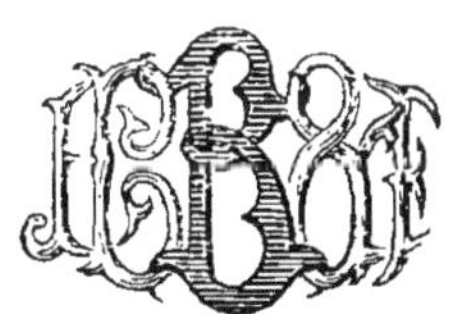

PARIS
LIBRAIRIE J.-B. BAILLIÈRE ET FILS
19, RUE HAUTEFEUILLE, près du boulevard Saint-Germain

1889

INTRODUCTION

Croissez et multipliez.
(GENÈSE.

Il y a des causes qui se plaident à huis clos, c'est-à-dire devant les seules personnes strictement intéressées à en connaître les détails.

Ce travail est dans ce cas-là.

Il ne s'adresse qu'aux ménages sans progéniture, et ne doit être lu que par les gens pour qui le regret de ne point avoir d'enfants est devenu une préoccupation constante, un tourment profond, un chagrin véritable.

Il faut avoir été témoin des angoisses dont les jeunes femmes sont tourmentées, lorsqu'elles demeurent infécondes, pour comprendre la vivacité de leurs souhaits et la violence de leurs regrets. J'ai souvent compati au sort de ces personnes, car je ne connais pas de pire condition que celle de désirer toujours et de ne jamais obtenir. C'est vraiment un supplice, une torture qui se renouvellent sans cesse, puisque, à peine l'espoir déçu, l'espérance renaît. Courant ainsi après un vœu qui fuit de mois en en mois, ces malheureuses passent leurs plus belles années dans l'anxiété, et, quand la vieillesse arrive, elles ne se résignent qu'avec tristesse au rôle ingrat qui leur a été départi.

Propager un nouveau mode de fécondation, c'est donc aider des familles à se perpétuer et contribuer au bonheur de nombreux époux.

J'ai passé bien des veilles à sonder les mystères de la conception, scrutant les croyances anciennes et les opinions modernes, consignées dans les écrits des naturalistes, des médecins et des philosophes (1).

(1) Voyez en particulier: David Richard, *Histoire de la génération chez l'homme et chez la femme*, 1 vol. de 350 pag. avec 5 pl. col. — Mayer, *Des rapports conjugaux, considérés sous le triple point de vue de la population, de la santé et de la morale publique*, 8e édit., Paris, 1884. — Menville, *Histoire philosophique et médicale de la femme*, 2e édit., 3 vol. in-8. — Cuyer et Kuff, *Les organes génitaux de l'homme et de la femme*, 2e édit., Paris, 1882, avec 2 pl. col.

Je n'ose pas dire que je connais tous les faits de physiologie, de pathologie ou d'expérience concernant la génération ; mais j'affirme que j'ai cherché sincèrement à posséder tout ce qui peut éclairer ce problème.

J'espère que les gens à qui ce livre est destiné y puiseront des enseignements salutaires ou même des consolations ; et, si cela est, j'en serai bien heureux, car la félicité d'autrui m'est presque aussi chère que la mienne.

Le public aime qu'on parle avec retenue des choses qui touchent à la pudeur, et ce sentiment moral doit être scrupuleusement respecté, tant que les droits de la science n'ont pas à en souffrir.

« *Dire tout ce qu'il faut, ne dire que ce qu'il faut, et le dire comme il faut.* »

Cette règle, posée par Aristote, est-elle bien facile, quand il s'agit de pénétrer avec la science dans tous les secrets de la génération ; de dire comment l'enfant est créé dans le sein de sa mère, quelles sont les conditions qui président à sa formation, quelles sont celles qui l'empêchent, accidentellement ou normalement.

Tel est le but de ce petit livre.

Et, en pareille matière, les expressions scientifiques elles-mêmes ont une certaine crudité pour laquelle il faut, à l'avance, solliciter l'indulgence du lecteur homme du monde, et de la lectrice, si notre œuvre tombait entre les mains de quelque dame.

Cette exposition des lois de la génération, cette explication de la cause et de l'effet était indispensable pour bien faire comprendre comment la science peut écarter les obstacles opposés par la nature à la conception, arrivant ainsi à faire disparaître la stérilité de la femme, à produire la maternité là où elle semblait impossible.

Ce travail s'adresse donc aux maris; qu'ils le lisent, et ils reconnaîtront spontanément que ce n'est pas ici un appel adressé à la crédulité; il ne dépend que d'eux, par un procédé du domaine de la science, de devenir des pères de famille : c'est ce que leur apprendront les détails qui suivent sur la fécondation artificielle, aussi applicable à l'espèce humaine qu'elle l'est aux plantes et aux fleurs.

C'est là l'objet dominant de cet écrit, et le rapide écoulement des trois premières éditions montre qu'il est d'un intérêt moins limité qu'on ne pourrait le supposer de prime abord.

J. GAUTIER.

Saint-Mars-la-Brière (Sarthe), octobre 1888.

LA FÉCONDATION
ARTIFICIELLE

I

IMPORTANCE DE L'ACTE DE LA FÉCONDATION

L'homme est tellement semblable aux animaux, sous certains rapports, qu'il est vraiment impossible de toujours l'en distinguer. Peut-on méconnaître, par exemple, qu'il *naisse*, *croisse*, *se reproduise*, *décroisse* et *meure* absolument comme eux ? Non certes : aussi sa vie est-elle soumise aux mêmes phases que la leur, et comporte des périodes identiques qui correspondent :

1° à la croissance ;

2° à l'état parfait;

3° au déclin de leurs organes.

La comparaison entre ces trois périodes de l'existence humaine fait ressortir leur inégalité. Ainsi, tandis que la première qui s'étend de la naissance à la puberté, dure à peine le quart de la vie, la seconde, qui s'arrête à la ménopause, en comprend au moins la moitié; de sorte que la troisième, qui termine la scène, est réduite à un quart.

On voit, par cela, que le milieu de notre vie dure à peu près autant à lui seul que le commencement et la fin réunis: autrement dit, l'âge moyen est égal aux deux extrêmes.

Une prédominance si marquée de la période adulte sur celles de l'enfance et de la vieillesse, montre combien la nature attache d'importance à la reproduction des êtres, puisqu'elle allonge dans la même proportion le temps qui lui est consacré.

Cette considération m'a frappé dès le début de mes études anatomiques; aussi ai-je dirigé toutes mes recherches ultérieures vers les questions relatives à la génération.

L'examen comparatif de cette grande et mystérieuse fonction, dans les deux règnes organiques, végétal et animal, m'a conduit à des tentatives de fécondation artificielle chez les animaux, comme cela se pratique depuis longtemps pour les plantes.

Cette branche de l'étude des végétaux est bien plus avancée que celle des animaux : de modestes jardiniers en savent plus long sur ce point que bien des savants de profession.

Un habile horticulteur des environs de Paris, M. Urbain, m'a montré d'intéressants résultats obtenus sur différentes plantes, qu'il cultive exprès pour chercher des variétés de la fleur, à l'aide de la fécondation artificielle.

Un lys candide, resté stérile à côté d'un autre qui portait graine, m'a offert l'image saisissante de la maladie et de la santé. La tige du premier était jaune et flétrie, quasi-desséchée, tandis que celle du second restait verte et pleine de sève.

Ce contraste nous montre que la stérilité est une sorte d'état maladif, et que la gestation peut être une condition essentielle pour se bien porter ; avis aux femmes qui languissent faute d'accomplir cette loi nécessaire de la création.

Des succès répétés sur diverses espèces de quadrupèdes ne m'ont bientôt plus laissé de doute sur la possibilité d'appliquer ce procédé à l'espèce humaine.

J'ai donc essayé, et la suite m'a démontré que des femmes, qui n'avaient pu concevoir par les rapports naturels, sont devenues grosses à l'aide du procédé artificiel, que je vais décrire tout à l'heure.

De l'efficacité reconnue de ce moyen vint l'idée fort simple d'en opposer l'application à la stérilité de l'espèce humaine, dans les cas si nombreux où celle-ci tient à des causes inconnues ou inappréciables.

Mais, puisque le principe est identique pour tous les êtres, bornons-nous à l'étude d'une seule espèce ; et comme la nôtre nous intéresse davantage, prenons la pour sujet de démonstration : ce sera d'ailleurs plus facile à comprendre.

III

ROLE DE LA FEMME DANS LA FÉCONDATION

La femme est pourvue d'un organe en forme de grappe, qui contient un grand nombre de vésicules renfermant chacune un petit œuf ou *ovule*, à différents degrés de développement; cet organe, c'est *l'ovaire* (fig. 1).

Il y en a deux semblables, c'est-à-dire un à droite et l'autre à gauche; ils sont situés sur les côtés de la matrice.

A chaque époque menstruelle, une de ces vésicule, dites *de Graaf*, se remplit d'un liquide qui la distend de plus en plus, et finit par rompre ses parois, et l'ovule qu'elle contenait s'en détache.

Figurons-nous un grain de raisin ou de groseille qui crève et laisse échapper ses pépins. Seulement l'ovule est beaucoup plus petit qu'un pépin ; son volume égale à peine celui d'une tête d'épingle fine.

La comparaison manque peut-être d'exactitude en ce que la vésicule contient un seul ovule et le grain plusieurs pépins, mais elle est ici une simple figure.

Saisi par l'extrémité libre d'un canal appelé *trompe de Fallope*, l'ovule s'engage dans ce conduit et le parcourt lentement jusqu'à son arrivée dans l'intérieur de la matrice, qui doit lui servir de réceptacle.

La *matrice* ou *utérus* (fig. 1) est un organe musculeux, creux, ayant la forme d'une poire renversée et un peu aplatie d'avant en arrière.

On la divise en deux parties, le *corps* et le *col*.

Le corps de l'utérus est situé à l'extrémité supérieure du vagin, entre la vessie et le rectum.

La partie inférieure, qui constitue le col de l'utérus, est embrassée par le vagin, dans la cavité duquel il s'avance d'une longueur de 2 à 3 centimètres.

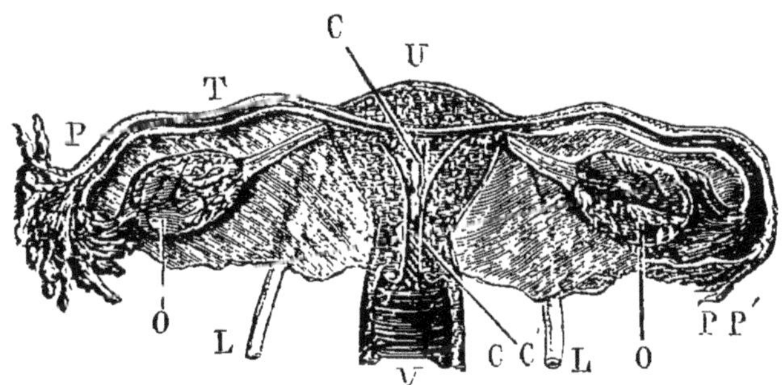

Fig. 1. Organes génitaux internes de la femme. — V, colonne postérieure du vagin; U, corps de la matrice ou utérus; C, cavité ou interieur de l'utérus; CC, Col terminé à sa partie inférieure par le museau de tanche et traversé par le prolongement de la cavité du corps; O, ovaire et son ligament; T, trompe utérine ou de Fallope; P, pavillon de la trompe; PP, pavillon embrassant l'ovaire pour saisir un ovule; LL, ligaments ronds.

Cette dernière partie présente des différences importantes selon que la femme a eu des enfants ou qu'elle est primipare.

Son extrémité a été nommée *museau de tanche*, où elle offre à son sommet une ouverture transversale, conduisant dans la cavité utérine.

L'utérus a 6 à 7 centimètres de longueur, et 4

à 5 centimètres de largeur au niveau des trompes.

A l'état normal, ses parois, dont l'épaisseur est de 1 à 2 centimètres, sont accolées.

La capacité de l'utérus ne dépasse guère 3 centimètres cubes.

Pendant la grossesse, l'utérus grossit graduellement et finit par devenir cinquante fois plus volumineux qu'il ne l'était primitivement (1).

Parvenu dans l'utérus, l'ovule s'arrête et devient adhérent aux parois de l'organe si sa fécondation a eu lieu ; dans le cas contraire, il s'altère et est enfin expulsé avec le mucus qui s'écoule après les règles.

La figure 1 représente cette curieuse évolution.

La science ne dit pas encore si chaque ovaire participe simultanément ou alternativement à ce travail ; cependant les grossesses gémellaires autorisent plutôt la supposition de deux actions que d'une seule. Pour établir le contraire, il faudrait qu'une femme dépourvue d'un ovaire

(1) Voyez Charpentier, *Traité pratique des accouchements*, 2e édit., Paris, 1889.

accouchât de jumeaux, et cela ne s'est pas encore rencontré. Il est donc infiniment probable que chaque ovaire concourt pour sa part dans les grossesses doubles. Mais, pour l'ordinaire, il est vraisemblable que les ovaires ne fonctionnent pas tous les deux à la fois.

Les anciens pensaient que l'un contenait les ovules mâles, et l'autre les femelles, mais cette opinion préconcue est démentie par l'observation de femmes qui, n'ayant qu'un ovaire, ont enfanté cependant des filles et des garçons (1).

Ainsi envisagée, la menstruation, qui est le résultat d'une fluxion sanguine s'opérant autour d'un ovule arrivé à maturité, peut donc être considérée comme une véritable ponte, ou ovulation spontanée, qui se renouvelle chaque mois.

Mais ce n'est qu'une ponte d'œuf clair, un accouchement *ab ovo* : comme qui dirait le rudiment de la parturition.

Le rut des mammifères se présente dans les

(1) Chose remarquable! c'est que les oiseaux qui n'ont que deux œufs par couvée (pigeons, colombes), en produisent un pour chaque sexe. Le premier pondu est toujours affecté au mâle, et celui-ci éclôt ordinairement avant la femelle.

mêmes conditions que la menstruation et n'en diffère nullement, si ce n'est par son retour moins fréquent. Il y a toujours, alors, détachement d'un ou de plusieurs ovules, que l'on retrouve dans les liquides, séro-sanguin ou glaireux, sortant de la vulve.

IV

ROLE DE L'HOMME DANS LA FÉCONDATION

L'homme est aussi muni d'un organe spécialement chargé de fournir le principe de la génération ; cet organe, c'est le *testicule.* Il y en a également deux.

Le produit qu'ils sécrètent, se nomme *sperme ;* ce sperme mélangé avec la sécrétion des glandes de Cooper forme le produit de l'éjaculation spermatique.

Celui-ci se compose d'un liquide lactescent au sein duquel nagent une foule d'animalcules microscopiques, ressemblant à de petits têtards, qu'on appelle indifféremment *zoospermes* ou *spermatozoaires* (1), et même plus souvent *spermatozoïdes* ; ou bien encore simplement *spermatides*.

Une goutte en contient un nombre prodigieux. La figure 2 les représente donc infiniment moins nombreux qu'ils ne le sont en réalité, afin d'éviter la confusion résultant de l'énorme grossissement (514 fois) sous lequel ils sont dessinés.

Ces petits êtres sont doués d'une agilité vraiment extraordinaire ; car, quoique d'un volume à peine égal à un 20 millionième du corps de l'homme, ils se meuvent avec une telle vitesse que, suivant Henle, ils parcourent environ un centimètre en quatre minutes.

La liqueur prolifique des adolescents ne contient que peu d'animalcules ; et celle des vieillards, qu'on en croyait totalement dépourvue, en possède cependant, mais aussi en moindre proportion que celle des adultes.

(1) Leur découverte par un étudiant allemand, nommé Louis Ham, date de 1677. Elle excita si vivement la curiosité que tous les savants de l'époque se mirent à étudier ces nouveaux êtres, et que le roi lui-même, Charles II, voulut les examiner.

Une particularité à noter, c'est que les spermatozoaires provenant des vieillards ont la tête plus grosse et la queue moins longue que les

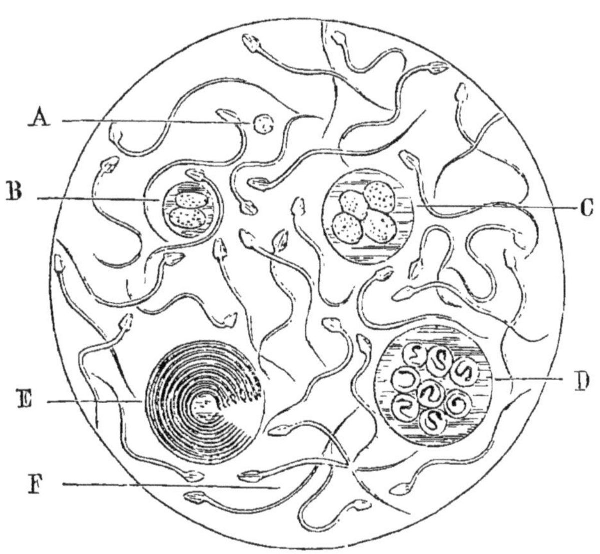

Fig. 2. Spermatozoïdes vus au microscope. — A, B, C, D, cellules spermatiques à divers degrés de développement; E, faisceau de spermatozoïdes appliqué contre les parois d'une cellule mère; F, spermatozoïdes libres.

autres ; aussi paraissent-ils bien moins vifs que ceux qui viennent d'hommes plus jeunes.

M. le Dr Duplay (1) a démontré que les vieillards, à quelque âge avancé qu'on les prenne,

(1) Duplay, *Archives de médecine*, 1852.

avaient des spermatozoïdes : il a cité des hommes de près de 80 ans ayant des spermatozoïdes.

« Mais voilà où l'on a fait une erreur très grande, dit M. le professeur Pajot (1). On a conclu que des hommes de 70, 75, 80 ans pouvaient facilement faire des enfants, puisqu'ils avaient des spermatozoïdes ; c'est une erreur, je le répète, colossale. Oui, les vieillards ont des spermatozoïdes ; mais avec cette différence entre eux et ceux des jeunes gens, c'est qu'ils sont moitié moins longs, moitié moins gros, et pas du tout actifs. Ce sont des spermatozoïdes arrivés comme leurs propriétaires à l'état de vieillesse. C'est faute d'avoir comparé qu'on s'est trompé. On a dit : « Voilà le spermatozoïde, donc la fécondation est possible ! » Et remarquez bien qu'on peut les voir plus gros ou plus petits avec un microscope qui grossit plus ou moins. Il n'y a qu'une manière d'éviter l'erreur ; je me suis gardé de négliger la précaution nécessaire.

« Il y a près de trente ans que j'examine des spermes, avec un *même* microscope, ayant un

(1) Pajot, *Des obstacles à la fécondation dans l'espèce humaine*. Paris, 1866.

même grossissement. Si j'ai besoin de quelque renseignement ultérieur, j'examine alors avec des grossissements divers, mais je commence invariablement par le même. Cela n'a l'air de rien et tout est là. C'est pourquoi je ne suis pas exposé à les trouver plus gros dans un cas que dans l'autre. Si je les trouve plus gros c'est qu'ils sont plus gros, si je les trouve plus petits, c'est qu'ils sont plus petits, puisque j'ai toujours le même grossissement. Voilà comment j'ai pu arriver à vous dire : Oui, les vieillards ont des spermatozoïdes, mais ils ne valent rien. (Il peut y avoir des exceptions ; il y a des exceptions à tout, je pose des règles générales.) Oui, les spermatozoïdes des vieillards ne valent rien ; ils ne peuvent pas féconder ; ils ont des dimensions infinies et ils n'ont que des mouvements sur place. Le spermatozoïde d'un homme jeune et vigoureux a des mouvements de progression très vifs ; le spermatozoïde d'un vieillard oscille sans avancer. »

« Les spermatozoïdes, a dit encore le professeur Pajot, (1) sont absolument l'image réduite

(1) Pajot, *Leçons*.

la plus fidèle qu'on puisse donner de celui qui l'émet :

Grands, sveltes, déliés, vifs, sautillants chez les jeunes gens ;

Majestueux, replets, énergiques, chez l'homme mûr.

Petits, têtes grosses, queues déformées, immobiles ou battant de l'aile chez le vieillard ; ils sont, en un mot, le type, réduction Colas, de celui qui les produit.

Il est vrai que l'homme n'a que l'âge qu'il paraît, et tel à trente ans est plus vieux que l'autre à soixante ans ; mais si les spermatozoïdes des plus jeunes parcourent 3 millimètres par minute, ceux des vieillards ont besoin d'une chaise à porteur pour se rendre à domicile. »

Les mulets émettent aussi du sperme ; mais celui-ci ne contient que peu ou point d'animalcules. Les mules sont pareillement sujettes au rut, mais rarement, exceptionnellement ; ce qui explique l'infécondité habituelle, aussi bien du mâle que de la femelle, dans ces animaux imparfaits. Cependant, leur stérilité n'est que relative, car, émettant des spermatides et des ovules, ce sont des êtres complets, et la théorie indique que si, au lieu de se laisser s'accoupler entre eux, on les unissait avec l'un de leurs facteurs, on obtiendrait plutôt un nouveau produit.

V

PHÉNOMÈNES INTIMES DE LA FÉCONDATION

Lorsque, par la copulation, le sperme vient à être déposé dans le vagin, canal au fond duquel s'ouvre, comme dans un vestibule, l'orifice du col de la matrice, les spermatozoïdes, profitant du mucus qui lubréfie les parois vaginales, les parcourent en tous sens.

Si, en pérégrinant ainsi, ils rencontrent cet orifice, ils s'y engagent et pénètrent jusque dans la cavité utérine, allant, pour ainsi dire, à la recherche de l'œuf pour le féconder.

Quelques-uns même traversent l'utérus en passant par le conduit de la trompe, et gagnent l'ovaire, où s'opère alors la fécondation. Ainsi s'expliquent les grossesses tubaire, ovarienne et extra-utérine, qui ne sauraient exister sans le passage des animalcules à travers la trompe.

D'après M. Coste et d'autres très bons observateurs, les choses se passeraient dans un sens inverse à celui qui vient d'être exposé ; c'est-à-dire que la fécondation se ferait presque toujours dans l'ovaire et par exception seulement dans l'intérieur de la matrice.

S'il en était ainsi, on s'expliquerait très bien par une première imprégnation des œufs non mûrs les ressemblances paternelles antérieures qu'on observe chez les animaux de races différentes.

Un savant vétérinaire m'a dit qu'il arrive souvent qu'une jument saillie par un étalon qui n'est pas de race donne des poulains qui lui ressemblent, lors même qu'un autre mâle est intervenu dans les portées postérieures.

A l'appui de ce fait, Home cite un exemple très concluant.

Un couagga ou âne moucheté d'Afrique, fut accouplé avec une jument anglaise. De ce croisement naquit un mulet moucheté comme son père et lui ressemblant beaucoup. Mais l'année suivante, et les deux autres successives, cette jument ayant été fécondée par des chevaux arabes, n'en produisit pas moins des poulains tachetés comme le couagga.

La même chose a lieu pour les chiens, et ce phénomène dure pendant un temps que l'expérience n'a pas encore pu déterminer.

Un semblable fait peut se produire également dans l'espèce humaine :

On a vu des veuves avoir des enfants d'un second mari qui ressemblaient au premier, lors même qu'elles n'avaient pas conçu en cohabitant avec lui.

Mais cette opinion ne compte encore que peu de partisans, malgré sa grande vraisemblance.

Quoiqu'il en soit, cette espèce de poursuite de l'ovule par les spermatides ressemble beaucoup à la recherche du frais par les poissons.

L'animalcule spermatique agit de même dans un autre élément: il ne s'arrête que là où il trouve l'objet de sa convoitise.

En atteignant l'ovule, le spermatide s'y introduit par une ouverture appelée *micropyle* et disparaît sans qu'on sache ce qu'il devient.

Tel est dans son ensemble et en résumé le mécanisme de la conception physiologique.

Nous verrons bientôt quelles applications merveilleuses on a déjà tirées de sa connaissance approfondie.

VI

CAUSES DE STÉRILITÉ CHEZ LA FEMME

Il y a des femmes radicalement stériles et à tout jamais privées du bonheur d'être mères ; ce sont celles qu'un manque d'organes (absence d'ovaires, matrice, etc.), une mauvaise conformation ou une maladie rendent tout à fait inaptes à la procréation.

Mais la plupart de celles qui restent infécondes ne sont pas absolument stériles. On ne les répute telles que parce que l'on n'est point parvenu à surmonter les obstacles ou difficultés, souvent bien minimes, qu'elles présentent à la conception normale.

Quels sont ces obstacles ?

On a indiqué la chute et les déviations de la matrice (1), la rigidité et l'allongement pointu de son col, l'étroitesse des orifices utérins, dispositions qui s'opposent à l'entrée des zoospermes ; puis la mauvaise qualité chimique du mucus fourni par la matrice, surtout par le col et par le vagin, lequel fait périr les animalcules.

Certaines affections générales, telles que l'anémie, la chlorose, les dartres, etc., sont encore considérées comme des causes d'infécondité, parce que ces maladies sont le plus souvent marquées par la suspension de la fonction ovarique, c'est-à-dire l'aménorrhée ou suppression des règles.

Il se rencontre aussi des cas de stérilité supposés qui ne sont qu'une suite d'avortements

(1) Les déviations de la matrice, sont non-seulement un obstacle à la fécondation, mais peuvent aussi donner lieu à d'autres accidents. On comprend facilement que cet organe, en pressant en avant ou en arrière, peut comprimer la vessie ou le rectum, et par suite, amener soit une rétention d'urine, soit une constipation opiniâtre. Voyez Fleetwood Churchill, *Traité pratique des maladies des femmes*, 3e édit. Paris, 1881. — Eustache, *Manuel pratique des maladies des femmes*. Paris, 1881. — Emmet, *La pratique des maladies des femmes*. Paris, 1887.

précoces, c'est-à-dire qui ont lieu après l'imprégnation du germe, ou dans le premier mois de la grossesse; l'avortement passe alors inaperçu et la femme ne se doute pas qu'elle a été fécondée, ni qu'elle a fait une fausse couche.

C'est ce qui explique la fécondité de certaines femmes après un temps plus ou moins long de stérilité :

Chez celle-ci l'œuf ne pouvait se fixer à cause d'un état spasmodique sous l'influence des excitations amoureuses; l'habitude, le mariage, ont amené le calme de l'organe, et la femme devient enceinte.

Chez celle-là, l'œut ne pouvait se fixer à cause d'un état atonique de l'utérus; la femme va aux eaux ferrugineuses, aux bains de mer, et en revient fertile.

Chez une troisième, l'œuf ne pouvait se fixer à cause d'un état phlegmasique de la matrice; la femme est prise d'une affection aiguë, d'une hémorrhagie; est soumise à un régime débilitant, et ces circonstances, en déplaçant ou déprimant l'inflammation de l'organe gestateur, mettent un terme à sa stérilité.

Cette distinction entre les avortements précoces et la stérilité confirmée, est de la plus haute importance en pratique. D'abord, pour le médecin, car lorsqu'il sera bien convenu qu'il a à prévenir un avortement, et non une prédisposition naturelle à la stérilité, il ne renverra pas sa malade comme incurable, et conservera un espoir qui bien souvent se réalisera.

Au reste, la médecine et la chirurgie sont bien au courant de ces difficultés et parviennent à en vaincre quelques-unes.

Mais je n'ai pas à parler ici des différents moyens curatifs que l'on peut mettre en usage. Mon action étant toute physique, ne comporte aucun traitement médical :

S'il existe des complications qui exigent des soins particuliers, cela est du ressort de la thérapeutique.

Ces moyens curatifs sont d'autant plus urgents que tous les auteurs sont d'accord sur les fâcheux effets qui peuvent résulter, pour la femme, d'une continence prolongée.

Nous en avons la preuve chez les animaux. Suivant Thaer, les jeunes vaches auxquelles on refuse les approches du mâle, lorsqu'elles entrent en chaleur, maigrissent et ne croissent plus, ou engraissent et deviennent stériles.

C'est aussi pourquoi se rencontrent le plus souvent chez les femmes célibataires les maladies du sein et de l'utérus.

L'influence du célibat sur le caractère est aussi incontestable, et les vieilles filles portent en elles la trace indélébile de la violation qu'elles ont faite aux lois de la nature.

VII

CAUSES DE STÉRILITÉ CHEZ L'HOMME

Il y a aussi des hommes à qui les douceurs de la paternité sont interdites d'une manière absolue :

Ce sont ceux : qu'un manque d'organe, un vice de conformation ou une maladie, empêchent de produire l'élément essentiel de toute fécondation, le sperme *pourvu d'animalcules.*

Tels sont les cryptorchides, les anorchides, (absence des testicules, arrêt de développement des testicules);

Ceux qui ont eu des orchites graves, des épididymites et autres affections bilatérales du parenchyme testiculaire ou des conduits séminaux, (atrophie testiculaire, inflammation, tumeurs des testicules, maladies du canal déférents et des vésicules séminales, affections de l'urètre.)

Puis ceux qui ont subi des mutilations : eunuques, castrats, etc., qui accomplissent très bien « l'œuvre du chair, » mais n'émettent qu'un liquide prostatique entièrement *dépourvu* de spermatides.

Ceux qui ont le pénis trop court, etc., dont la semence a toutes les qualités voulues, mais qui ne peuvent la répandre dans l'endroit convenable.

D'autres ne sont, non plus, que relativement inaptes à engendrer ;

Ce sont les impuissants, les hypospades.

» Un conseil en passant, dit le professeur Pajot (1).

» Quand vous trouverez un homme qui n'a pas de spermatozoïdes et qui n'a pas de postérité,

(1) Pajot, *Des obstacles à la fécondation dans l'espèce humaines*, Paris, 1866, p. 21.

ne lui dites jamais : » Vous n'aurez point d'enfants. »

» Je vous en conjure, ne soyez jamais si affirmatif, par ce que vous ne savez pas comment les choses se passent là-bas...

» Comme je l'écrivais il n'y a pas longtemps encore, la femme pourrait avoir une grossesse collatérale, espèce qui n'a pas été rangée dans les grossesses utérines, mais qui existe et qui n'est pas extrêmement rare.

» D'abord, vous ne vous imaginez pas combien un homme jeune est humilié quand on lui dit qu'il n'a pas de spermatozoïdes. J'en ai vu d'horriblement malheureux par cette parole.

» Il n'y a pas quinze jours, j'ai vu un jeune homme des plus distingués qui ne parlait rien moins que de se suicider. Je l'ai relevé, je l'ai remonté. — « Quand je me suis fait examiner par les médecins avant mon mariage, me disait-il, on m'a dit que je pouvais me marier ». Il avait une charmante petite femme. — « Allons, consolez-vous, lui dis-je, *cela marchera* ». C'est un homme qui a eu une orchite simple, qui a des spermatozoïdes maigres, il est vrai, mais qui en a.

» Si vous êtes trop affirmatif, c'est vous qui en souffrirez en somme. Le mari ne connaît que très rarement son collaborateur.

» Sa femme viendrait à faire un enfant plus tard, savez-vous ce qu'en penserait le mari ? Il dirait : « Cet imbécile de médecin, quel ignorant ! quel âne ! Croiriez-vous qu'il m'a annoncé que je n'aurais jamais d'enfants. Regardez donc Ernestine. »

» A un homme qui nous reprocherait de lui avoir prédit qu'il n'aurait jamais d'enfant, on ne peut pas répondre décemment : « Je n'ai pas parlé de madame. »

Pour ceux qui ne peuvent répandre la semence dans l'endroit convenable, l'art, ordinairement si prodigue de moyens, n'indique guère que de vains palliatifs.

A peine compte-t-on quelques tentatives de ressources vraiment efficaces. Et quels abus ne fait-on pas pour cela des aphrodisiaques et autres drogues incendiaires ?

Le procédé que j'indique est au contraire souverain en pareil cas, parce qu'il remédie à l'insuffisance d'érection, et supplée, pour ainsi dire, à la petitesse où à la difformité de la verge incapable de remplir la fonction à laquelle la nature l'a destinée, celle de porter le sperme dans les profondeurs des organes féminins.

VIII

ROLE DES SPERMATOZOÏDES

Il ne suffit pas d'avoir des organes au grand complet, il faut encore que la graine qu'on sème soit de bonne qualité, et, comme toute chose, celle-ci peut avoir ses altérations.

Ainsi, on rencontre des ménages qui, quoique féconds, ne peuvent élever leurs enfants au delà des premiers mois de leur naissance.

Cela peut être le fait du mari quand, par exemple, l'exercice sexuel est trop fréquent, la matière séminale qui en provient n'a pas le temps d'être suffisamment élaborée, ce qui empêche aux spermatozoïdes d'acquérir leur développement indispensable pour former un bon produit.

« D'autres sont atteints de diathèses graves, qui amènent une altération profonde, sinon dans la forme des spermatozoïdes, du moins dans leur vitalité, et que, si ceux-ci ont encore la force de féconder l'ovule, le produit de cette fécondation est destiné à mourir dans l'œuf, en communiquant à celui-ci sa triste débilité ; la syphilis, la scrofule et la tuberculose sont les facteurs des avortements précoces ou des produits misérables qui meurent dans les premières années de la vie, sous l'influence des altérations apportées par la semence (1). »

Il en est de même des enfants nés de parents adonnés à l'absinthe, chez qui l'on observe tout à la fois dès l'enfance des troubles de la sensibilité, de l'intelligence et du mouvement. C'est l'absinthisme héréditaire (1), que l'on confond

(1) Dr J. Gérard.

(1) Voyez Bergeret, *De l'abus des boissons alcooliques*, dangers et inconvénients pour les individus, la famille et la société. Paris, 1878. — P. Jolly, *Le tabac et l'absinthe*, 2e édit., Paris, 1887.

souvent avec l'état pathologique connu sous le nom d'*hystérie.*

Ces altérations ressemblent beaucoup à celles de l'alcoolisme ; mais, ce qui distingue essentiellement l'absinthisme, ce sont les hallucinations qui se manifestent souvent chez ces derniers.

« L'état de santé, les dispositions physiques et morales de l'homme et de la femme, même pendant les rapprochements sexuels, ne sont pas non plus sans influence sur l'état du produit futur de la conception. Cette vérité, souvent oubliée de nos jours, n'était pas ignorée des anciens. Une loi de Carthage défendait de boire du vin le jour du mariage. Tous les auteurs, depuis Hippocrate, reconnaissent que les enfants nés de rapprochements sexuels pratiqués pendant que le cerveau est placé sous l'influence de l'excitation alcoolique ont une santé misérable (1). »

« Ils sont, le plus souvent, dit le docteur Demeaux, paralytiques, épileptiques ou idiots. »

Il y a beaucoup de préjugés dans cette question de l'alcool.

(1) Dr Le Bon.

Il faut à chaque époque un diable, un Satan, un réprouvé. C'est l'alcool aujourd'hui qu'on charge des péchés, non seulement d'Israël, mais de la chrétienté. Oui l'alcool, disent sérieusement des savants instruits à l'école de Joseph Prudhomme et munis de l'érudition puisée dans le Larousse, l'alcool est l'abrutisseur des peuples.

Cependant d'après les démonstrations de la méthode exprimentale — il ne se trouve qu'un seul peuple abruti dans le monde : le Turc, l'Arbi, le musulman, en un mot, quel que soit son turban, et ce peuple-là est le seul qui ne consomme pas d'alcool!

Par contre, s'il est un peuple vaillant, énergique, inventif, riche, ardent au lucre, mauvais voisin, c'est vrai, impitoyable pour les faibles, c'est encore vrai, un peuple qui nous a fait bien du mal, d'accord, mais ceci ne prouve pas son infériorité, un peuple qui a comme écrivains Shakespeare, Milton, Byron, Dickens, ce qui n'établit pas son abrutissement, un peuple qui a inventé la locomotive, découvert le vaccin, coupé la tête à un roi trois cents ans avant la Convention, et qui possède sur le globe plus de deux cents millions de sujets, ce qui n'est pas signe de visible infériorité, ce peuple-là, l'Anglais, est le plus gros consommateur d'alcool qui existe.

Entre les Turcs, buveurs d'eau, et les Anglais, buveurs d'alcool, où est la faiblesse, l'infériorité, la dégénérescence, l'abrutissement ?

En vérité, certains médecins ont de singulières façons d'appliquer la méthode expérimentale.

L'alcool, disent-ils encore, entre autres influences nocives, exerce une terrible action sur les crimes passionnels. Les meurtres sont engendrés par l'alcool. Le sang coule selon que le cognac a été tiré du fût.

Cependant il résulte d'une observation courante, que la statistique officielle vient d'ailleurs confirmer, que c'est précisément dans les pays où l'alcoolisme est inconnu, comme l'Italie, l'Espagne, la Corse, la Grèce, qu'il se distribue le plus de coups de couteaux.

Ces peuples, buveurs d'eau, sont au fond les derniers buveurs de sang. Comparez avec les mœurs douces, paisibles, honnêtes des peuples du Nord, consommateurs d'alcools.

Autre grief contre l'alcool : il rabougrit la race, il étiole les muscles, il anémie les individus et réduit les peuples qui boivent à la taille du général Tom-Pouce.

Voilà encore une observation aussi exacte que les précédentes :

Les Suédois sont assurément les plus grands consommateurs d'alcool de l'Europe et du monde entier. La statistique le prouve. Est-il une race plus forte, plus active? Le roi de Suède est le plus grand par la taille des souverains d'Europe. Le minimum de la stature militaire est de 1 mètre 65 ; chez nous c'est plus que la moyenne.

Il y a donc beaucoup de préjugés dans cette question de l'alcool.

On accuse trop volontiers ce démon. La vérité est qu'il en est de l'alcool comme de tout ; pris avec excès, il peut nuire. L'eau pure elle-même, quand on en abuse, devient dangereuse, mortelle même.

On a raison de chercher à fournir au peuple de l'alcool sain, non frelaté, qui ne soit pas du poison, — mais vouloir traquer l'alcool comme un fléau, c'est aller trop loin.

C'est la houille de la machine humaine; c'est lui qui est la force du faible, la joie du pauvre; il donne à des millions de déshérités l'oubli du moment et l'espérance d'un lendemain meilleur. L'alcool est le chloroforme des amputations morales.

Si l'alcoolisme a des conséquences si fâcheuses, on comprend alors l'influence que peuvent avoir, sur le produit de la conception, les libations des festins qui précèdent généralement la nuit des noces.

Cet état particulier où nous nous trouvons au moment de la procréation doit être incontestablement une des causes de ces différences entre plusieurs enfants; les uns ont été procréés dans des moments d'une exubérante santé, d'autres à la suite de troubles ou de convalescence ou d'abus, et ceux-ci devront avoir la marque d'une santé prise sur la moyenne du tempérament du père et de la mère au moment de la conception.

L'hérédité est un fait acquis à la science (1), et doit être, au point de vue social, d'une im-

(1) Lucas, *Traité physiologique et philosophique de l'hérédité naturelle*, Paris, 1847-1850.

portance énorme, et un sujet de haute réflexion pour le Philosophe et le Moraliste, car l'enfant hérite non seulement du tempérament, de la constitution, des dispositions morbides, mais encore de l'intelligence et des aptitudes qu'ont eues ses parents.

On pourrait se demander, avec Montaigne : « Quel monstre est-ce que cette goutte de semence de quoy nous sommes produicts qui porte en soy les impressions, non de la forme corporelle seulement, mais des pensements et des inclinations de nos pères? Cette goutte d'eau, où loge-t-elle ce nombre infiny de formes? »

IX

CONDITIONS DE LA FÉCONDATION

La sensation de volupté ou l'émotion charnelle réciproque et simultanée que les anciens physiologistes regardaient comme une condition indispensable pour que la conception s'opérât est maintenant tenue pour entièrement accessoire, même superflue.

Car bien des femmes conservent et ressentent les sensations génitales assez longtemps après que l'évolution ovarienne s'est supprimée, et cependant cette cessation définitive des règles ou ménopause est cause fatale de stérilité.

Ce point de doctrine est fondamental ; et c'est

sur lui que repose la théorie nouvelle, ainsi que l'emploi des moyens proposés pour opérer artificiellement la fécondation.

On savait déjà, par les mémorables expériences de Jacobi, corroborées et étendues par l'abbé Spallanzani, que les fécondations qui n'exigent pas le rapprochement des sexes, celles qui ont lieu *après* la ponte (batraciens, poissons), se font très bien sans la participation directe des individus dont elles procèdent.

Les pratiques modernes de la pisciculture (1) n'ont pas d'autre origine que cette observation, et leur succès croissant prouve que le principe en est réellement fondé.

La fécondation des salamandres et des grenouilles comestibles, ainsi que celle des crapauds, dont les maraîchers se servent maintenant en grand nombre pour détruire les limaçons, pourrait donner lieu à une semblable industrie. Mais on ne pense pas à s'en occuper.

L'analogie autorisait bien à penser que les fécondations intérieures, celles qui s'effectuent

(1) Voy. Brocchi, *Traité de zoologie agricole, Comprenant la pisciculture, l'ostreiculture, l'apiculture et la sériciculture.* Paris, 1886.

avant la ponte et ont pour siège le corps même des animaux qui y participent (oiseaux, mammifères, homme), pourraient se faire de même.

Il paraît que les Arabes connaissaient depuis longtemps ce mode de reproduction pour les chevaux. M. le docteur Le Bon cite, à l'appui de cette thèse, le passage d'un livre écrit en l'an 700 de l'hégire ; on y lit ce qui suit :

Un habitant du Darfour ayant une jument en chaleur « prit une poignée de coton bien nettoyé et préparé, l'attacha avec soin sur les parties génitales de la bête et l'y laissa un jour entier. L'ayant retiré ensuite tout humecté du suintement échappé de la vulve, il l'enveloppa avec précaution dans d'autre coton frais, et le plaça dans une sacoche bien close. »

Puis, affublé d'un faux costume, cet homme se rendit sur les terres d'une tribu ennemie, où se trouvait un étalon renommé et dont on voulait avoir de la descendance. Ayant trouvé moyen de s'approcher du cheval, qui était attaché par une entrave de fer fixée à une chaîne, « il tire le coton de sa sacoche, l'approche des narines du cheval, qui, aspirant l'odeur cause du rut, s'anime, s'échauffe, l'Arabe approche le coton... et Dieu voulut qu'il fût arrosé. »

Rentré chez lui, il glissa le coton imprégné de sperme dans les parties génitales de sa jument, où il l'abandonna pendant un certain temps.

La semence se délaye, puis est absorbée par le fait de la chaleur locale : « Dieu voulut que la jument conçut.

» Elle fut laissée à l'attache encore quelque temps. La conception devint manifeste.

» La cavale mit bas ; il naquit un beau poulain à l'image de son père. »

Mais il fallait s'assurer du fait scientifiquement. Eh bien ! l'histoire, parlant par la bouche d'illustres savants, justifie cette supposition.

C'est en 1780 que Spallanzani tenta pour la première fois cette mémorable expérience. Il injecta de la liqueur séminale de l'espèce canine par la vulve de la femelle, et en obtint ainsi des petits, qui ressemblaient au mâle pourvoyeur de la semence.

Voici le détail de l'observation (1).

(1) Spallanzani, *Expériences pour servir à l'histoire de la génération des animaux et des plantes*, Genève, 1785, p. 225.

« La chienne que je choisis était de la race des barbets, d'une grandeur moyenne, elle avait mis bas d'autre fois, et je soupçonnais qu'elle ne tarderait pas d'entrer en folie ; dès lors je l'enfermai dans une chambre, où elle fut obligée de rester longtemps, et pour être sûr des événements, je lui donnais moi-même à manger et à boire : je tins seul la clef de la porte qui l'enfermait ; au bout du treizième jour de cette clôture, la chienne donna des signes évidents qu'elle était en chaleur, ce qui paraissait par le gonflement des parties extérieures de la génération, et par un écoulement du sang qui en sortait ; au vingt-troisième jour, elle paraissait désirer ardemment l'accouplement : ce fut alors que je tentai la fécondation artificielle de cette manière. J'avais alors un jeune chien de la même espèce ; il me fournit, par une émission spontanée, dix-neuf grains de liqueur séminale, que j'injectai sans délai dans la matrice de la chienne, avec une petite seringue fort pointue, introduite dans l'utérus ; et, comme la chaleur naturelle de la liqueur séminale peut être une condition nécessaire au succès de la fécondation, j'eus la précaution de donner à la seringue la chaleur de la liqueur séminale du chien, qui est environ de 30 degrés du thermomètre de Réaumur. Deux jours après cette injection, la chienne cessa d'être en chaleur, et au bout de vingt jours, le ventre parut gonflé; aussi au vingt-sixième jour, je lui rendis la liberté; le ventre grossissait toujours, et soixante-deux jours après l'injection de la liqueur séminale, la chienne mit bas trois petits forts vivaces, deux mâles et une femelle, qui, par leur forme et leur couleur, ressemblaient non seulement à la mère, mais aussi au mâle qui m'avait fourni la liqueur séminale. Le succès de cette expérience me fit un plaisir que je n'ai jamais éprouvé dans aucune de mes recherches philosophiques. »

La fécondation artificielle d'une chienne fit grand bruit, et Charles Bonnet, ami de Spallanzani, se hâta de lui écrire :

« Je ne sais même si ce que vous venez de découvrir n'aura pas quelque jour dans l'espèce humaine des applications auxquelles nous ne songeons point et dont les suites ne seront pas légères. »

Malgré ces encouragements, l'abbé Spallanzani ne poursuivit pas ses tentatives sur la femme.

Soit qu'il ne fut pas en situation de pousser plus loin l'expérience, soit que les préjugés sociaux et religieux ne lui permissent pas de tenter sur la femme ce qui lui avait si bien réussi sur la chienne, ses expériences en restèrent là.

Rossi et Bianchi (1) renouvelèrent bientôt cette expérience avec un plein succès.

Après cela le doute n'était plus permis.

D'un autre côté, John Hunter (3) rapporte que, ayant été consulté par un homme affecté d'hypospadias, il lui conseilla de se servir d'une seringue pour introduire le liquide prolifique dans les parties génitales de sa femme, et que celle-ci devint bientôt enceinte.

Je laisse de côté cette anecdote si connue de

(1) J.-B. Bianchi, *De generatione*. Turin, 1741.
(2) Hunter, *Philosophical transactions*, 1799, et *Œuvres* trad. Richelot, Paris, 1843.

ce moine qui, passant la nuit auprès d'une jeune fille qu'on croyait morte, aurait accompli sur elle un attentat odieux. Sortie de sa léthargie, elle se trouva être grosse et accoucha au bout de neuf mois. Une pareille monstruosité a besoin de passer pour apocryphe.

Dans l'exemple de Hunter tout sentiment voluptueux était supprimé ; il est donc bien évidemment inutile, ce n'est qu'un attrait dans l'acte de la conception.

De nombreux faits de viol et maints secrets d'alcôve attestent d'ailleurs que non seulement la conception est possible, mais même fréquente, sans que les femmes éprouvent le moindre plaisir.

Bien plus, d'aucunes affirment avoir conçu malgré la répulsion que leur inspirait le *congrès forcé* ou la douleur d'un premier rapprochement.

Enfin, combien de femmes n'ont-elles pas été fécondées, quoiqu'ayant accompli la dernière partie du coït de manière à rendre la grossesse impossible ?

Le Dr Joulin cite un fait qui ne manque pas d'intérêt.

« En 1861, je fus, dit-il, consulté par une jeune femme de 27 ans, pour une tumeur abdominale qui lui causait de vives inquiétudes.

» Après un examen attentif, je conclus à une grossesse de six à sept mois.

» Elle opposa à mon diagnostic une raison en apparence assez péremptoire : elle était vierge. En effet, la membrane hymen très développée était intacte et permettait à peine l'introduction du petit doigt.

» Sans tenir compte de cette fin de non recevoir j'auscultai, et les bruits fœtaux confirmèrent d'une manière inébranlable ma première impression.

« Plus tard, elle fit des aveux ; elle avait subi un *seul* rapprochement, plutôt prévulvaire que dans la vulve. »

Le docteur J. Gérard (1), cite un autre cas, non moins explicite, de mon excellent ami le docteur Louyet :

« Un jour, un fort honorable médecin, vieux

(1) Gérard, *Traité pratique des maladies de l'appareil génital de la femme.*

praticien, M. le docteur Louyet, mort il y a quelques années, nous racontait le fait suivant :

« A une certaine époque je fus mandé chez M. X... juge d'instruction dont j'étais le médecin depuis vingt ans, pour visiter sa fille, âgée de seize ans, qui depuis quatre mois avait cessé d'avoir ses règles et qui grossissait à vue d'œil, avec des nausées le matin, dégoût des aliments, etc.

» Après un examen très attentif, je crus devoir prévenir le père que je croyais à une grossesse.

» Le père fut foudroyé par cette nouvelle très inattendue, car il savait combien sa fille était réservée, et, de plus, surveillée par la sollicitude de sa mère.

» Je remis à un mois pour me prononcer affirmativement, car j'avais pu m'assurer, par le toucher, que cette jeune fille était vierge de tout contact et j'étais un peu ébranlé par la naïveté de cette enfant et par les signes extérieurs que je constatais sur elle. Hélas, mon diagnostic était bien juste.

» Le père voulut savoir quel était le misérable qui avait séduit sa fille ; vaines recherches, et malgré toute l'habileté du juge d'instruction, force lui fut de suspecter mon diagnostic en présence de l'innocente enfant qui regardait avec ses grands yeux ce qu'on pouvait bien vouloir lui dire en l'accusant.

» Inébranlable dans ma conviction, je me livrai à une véritable enquête sur les habitudes de la famille, sur les sorties, sur les occasions, etc., bref, je dus borner mes investigations dans la propre maison du juge, et finalement dans son propre appartement.

» Je m'enquis du personnel des domestiques, et lorsqu'il me fut répondu qu'il n'y avait qu'une cuisinière et une femme de chambre, et que celles-ci portaient bien réellement le costume de leur sexe, je dus étudier mon problème de plus près.

» Je fis une enquête de la chambre, je la passai en revue d'une façon fort minutieuse et je demandai à la jeune fille où elle faisait sa toilette de femme ;

» Elle me répondit *qu'elle se lavait dans le bidet de sa mère.*

» Je réfléchis longuement à la foudroyante accusation que j'allais porter, j'en appelai à tous mes souvenirs d'honneur, ainsi qu'à tous mes souvenirs de lectures sur la vitalité des spermatozoïdes et enfin, n'y tenant plus, devant ce père qui s'arrachait la poitrine de ses ongles attendant mon avis, je pris le parti de lui dire avec toutes les circonlocutions possibles que *je le croyais père de l'enfant de sa fille.*

» D'un bond, il me sauta à la gorge, le coup de fouet l'avait frappé au cœur ; je soutins le choc jusqu'à la détente et pardonnai au pauvre père le mal qu'il me faisait en m'étranglant, car il n'était pas coupable et voici ma conclusion :

» Les spermatozoïdes peuvent vivre vingt-quatre heures dans un lieu humide au-dessus de seize degrés centigrades.

» Or, la mère se servait d'eau chaude pour sa toilette, la jeune fille profitait *immédiatement apres* de cette eau tiède.

» Le mari voyait habituellement sa femme de préférence le matin.

» On voit d'ici ma conclusion :

» A n'en pas douter, le jour de la fécondation, la mère fit sa toilette, délaya à profusion dans les quelques litres d'eau de son bidet, la semence qu'elle venait de recevoir.

» La jeune fille vint, quelques minutes après sa mère, faire une toilette copieuse de ses parties.

» La température du corps étant plus élevée que celle de l'eau, les spermatozoïdes ont-ils l'instinct de reprendre une température plus élevée que celle qu'ils ont dans le nouveau milieu dans lequel ils se trouvent placés ? ou bien se sont-ils introduits mécaniquement entre les petites lèvres et, de là, ont-ils franchi l'orifice de l'hymen.

» Telle est la question que je me suis posée, mais, dans tous les cas, ma bonne foi n'a pas été surprise, je le déclare hautement.

» La moralité du père et de la fille, les signes extérieurs, montrant la sagesse ; l'étonnement de l'enfant lorsqu'elle devint mère et jusqu'à la ressemblance du bébé qui, comme une sorte de fatalité, venait s'ajouter à toutes mes certitudes ; tout en un mot vint, par la suite, me montrer un de ces mystères, peut-être unique, de la fécondation.

» Plusieurs fois j'ai raconté cette étrange histoire, tous m'ont ri au nez, c'est ce qui fait que je n'ai pas eu le courage de la publier

» Mais si un jour l'occasion pour vous s'en présentait après ma mort, je vous autorise à la publier ; le père, la jeune fille et l'enfant vivent encore aujourd'hui, mais se sont retirés à la campagne depuis cet *étrange accident.* »

Ces faits, qui ont déjà été observés par plusieurs physiologistes, s'expliquent par la mobilité dont les spermatozoaires sont doués.

A peine déposés sur la vulve, ils s'introduisent dans le vagin, et *instinctivement* ils se dirigent vers la cavité utérine, où ils pénètrent plus ou moins promptement.

La quantité de liqueur prolifique nécessaire pour obtenir la fécondation est, du reste, extrêmement faible, puisque la vingt-millième partie d'un gramme peut animer un œuf.

Tout ceci montre combien l'orgasme et le plaisir vénériens sont peu essentiels à la conception (1), et prouve que celle-ci ne s'opère pas au

(1) L'éréthisme agréable, dont l'acte de la copulation est accompagné, n'a donc pour but que de nous engager à la génération, et de développer chez les deux sexes le sentiment de sociabilité.

moment même du coït, comme on le croyait jadis, puisque jamais le spermatide n'entre d'emblée dans l'utérus, et à plus forte raison dans l'ovaire, si, comme d'aucuns le prétendent, c'est là que la fécondation s'effectue le plus souvent.

La base de la fécondation artificielle étant ainsi établie, et scientifiquement prouvée, il ne reste plus qu'à trouver les moyens les plus propres à en assurer le succès.

X

FAITS DE FÉCONDATION ARTIFICIELLE

A partir du jour où l'idée s'affirma que la fécondation peut se produire sans plaisir, d'une manière passive et en quelque sorte mécanique, de nombreux investigateurs se sont mis à répéter l'expérience de Spallanzani, et plusieurs on très bien réussi.

J'ai moi-même ainsi fécondé des chiennes.

Mais ce n'était là que des préliminaires; il fallait arriver au même résultat sur l'espèce humaine.

Or, de quelles difficultés l'épreuve n'était-elle pas entourée?

Tandis que les femelles d'animaux se trouvaient dans des conditions normales, aucune femme présentant des dispositions propices ne peut penser avoir recours à ce moyen. En effet, on ne se livre pas aux hasards d'une première expérience quand on peut faire autrement; donc, toutes celles qui consentiraient à s'y soumettre auraient épuisé les autres voies. Des sujets pareils n'offrent jamais grand'chance de succès et pourtant c'est avec de tels éléments qu'il fallait agir pour résoudre la question pratique.

1. — *Faits du Dr Girault.*

C'est à un médecin français, M. le docteur Girault, bien connu parmi les physiologistes, que paraît revenir l'honneur d'avoir fait les premières fécondations artificielles d'une manière tout à fait rationnelle.

Au lieu d'injecter la semence seulement dans le vagin, comme Hunter l'avait indiqué, il eut l'heureuse idée de la porter directement dans l'utérus, c'est-à-dire dans l'endroit le plus rapproché de l'ovaire où elle doit parvenir pour exercer son action.

Cette innovation hardie lui a valu la reconnaissance de plusieurs familles et lui assure pour l'avenir la gloire que les nations réservent aux auteurs des plus grandes découvertes.

D'après cet habile praticien (1), dans le cours d'une trentaine d'années, neuf enfants ont été ainsi procréés par son intervention. Le premier cas remontait à 1838. Presque tous sont venus à terme, plusieurs vivent encore, et l'un d'eux, maintenant parvenu à l'âge d'homme, occupe une place distinguée dans le barreau de Paris.

Voici le détail des observations de M. le Dr Girault :

Obs. *N°* 1. — « je donnais des soins depuis un mois à madame L..., fille d'un receveur particulier, âgée de vingt-cinq ans ; le mari en avait trente-sept. Elle était affectée de blennorrhée.

(1) Voir l'*Abeille médicale*, novembre 1868, et Girault, *Étude sur la génération artificielle dans l'espèce humaine*, Paris, in-12.

» A une de mes visites, elle me fit part de son chagrin de n'avoir pas d'enfants; toute sa famille le partageait, surtout son père. Elle était mariée depuis cinq ans. D'un tempérament lymphatique, elle était assez replète, mais sans réaction, laissant aller les choses comme elles pouvaient, sans s'impatienter, quoique ayant l'esprit bien cultivé, et sachant le mettre en activité à chaque occasion qui se présentait.

» La matrice était dans son état normal quant à la forme, mais affectée d'un écoulement muqueux. Je désirais le voir se terminer avant de procéder à une injection spermatique, mais l'impatience de la dame, de son mari et de toute sa famille, me décida à entreprendre l'opération de suite.

» Le 23 octobre, quatre jours après la cessation des règles de madame L..., je fis une injection spermatique dans l'utérus.

» Je voulais faire voyager madame L..., mais elle ne le voulut pas. Son mari, employé chez son père, ne pouvait quitter ses occupations.

» Les règles revinrent le 20 novembre.

» Le 22, nous recommençâmes l'injection, qui ne nous servit pas davantage que la première.

» Enfin, le 18 décembre, deux jours après les règles, nous fîmes une troisième injection qui fut la dernière.

» Madame L..., devint grosse, et elle accoucha le 15 septembre, d'un garçon très beau, qui s'éleva bien jusqu'à l'âge de quatre ans et demi. Il fut pris par le croup dont il mourut. La mère ne voulut plus recommencer, croyant, disait-elle, que Dieu l'avait punie d'avoir fait un enfant avec une seringue. »

Obs. N° II. — « Je fus consulté par le comte de L... pour sa fille âgée de vingt-trois ans, qui était mariée depuis trois ans; elle avait une envie démesurée d'avoir un enfant, et menaçait de se livrer au premier venu, afin, disait-elle, d'avoir le bonheur d'être mère.

» Je l'examinai et je reconnus que le col de la matrice était mince, plus long que dans l'état normal; l'ouverture était étroite; je crus que ce devait être là la raison qui empêchait la fécondation.

» Je dis qu'il fallait sonder tous les deux jours avec une sonde de plus en plus grosse pour dilater le canal, ce qui déplut promptement à madame D...

» Ce fut alors que je proposai la fécondation artificielle. Elle fut de suite acceptée par elle. Le mari, âgé de trente-cinq ans ne voulait pas, mais la volonté de la femme fit soumettre tout le monde à mon indication.

» Ce fut le 27 avril que je fis la première injection avec une sonde d'homme que j'avais redressée et percée d'un trou à l'extrémité; après l'avoir bien lavée, je fis passer dedans une dissolution d'eau de gomme et je la remplis de sperme provenant du mari.

» La dame étant couchée sur le bord du lit, j'introduisis mon doigt indicateur de la main gauche jusqu'à l'ouverture de l'utérus, et de la main droite je portai la sonde à l'ouverture, et aussitôt je soufflai par l'autre extrémité de la sonde.

» Dès le soir même je fis partir les deux époux pour faire un voyage.

» Ils revinrent vingt jours après leur départ; la dame avait ses règles, et le 5 juin je recommençai la même opération aussitôt les règles passées. Je recommandai un nouveau voyage; après un séjour de cinq semaines à Nice, madame D... revint enceinte.

» Elle accoucha, le 1er mars, d'un garçon très bien constitué qui fut nourri par une femme de Normandie.

» Il suivit son père dont les fonctions nécessitaient des changements de pays. Je vis ce beau garçon en 1869, il commençait ses études de droit, et aujourd'hui c'est un avocat distingué. »

Obs. N° III. — « Je fus consulté par M. L..., musicien distingué, âgé, qui était affecté d'un hypospadias aux deux tiers postérieurs de la verge. Il me dit que lui et sa femme avaient une grande envie d'avoir un enfant et que dans sa position il ne pouvait espérer ce bonheur.

» Je le consolai beaucoup en lui promettant de surmonter ces difficultés, si sa dame voulait s'y prêter; je lui parlai du procédé que j'emploierais, il ne lui convenait pas trop ; mais étant la seule ressource, il fallut se soumettre à la nécessité.

» Le 27 août, il vint avec sa femme âgée de vingt-quatre ans, bien réglée ; elle s'était décidée, pour plaire à son mari, à se soumettre à toutes les exigences.

» Je l'examinai et trouvai tous les organes de la génération en parfait état.

» Je connaissais le fait cité par John Hunter, d'un homme atteint de la même affection, qui rendit sa femme enceinte en injectant dans le vagin le sperme qu'il venait de recevoir dans une seringue.

» Malgré ce fait, je crus devoir faire mon injection directement dans l'utérus, sachant parfaitement que l'on pouvait faire plusieurs injections dans les parties génitales sans résultat et que le meilleur moyen était d'opérer directement.

» Je laissai le mari et la femme ensemble, et quelques instants après, le mari me remit la liqueur dans un petit vase que je lui avais laissé ; je la plaçai dans une sonde, je fis coucher la femme sur un canapé, j'introduisis la sonde dans le col de l'utérus et soufflai avec ma bouche dans le petit entonnoir.

» La dame L... était au vingt-troisième jour de ses règles, qui ne revinrent pas; elle devint grosse et accoucha d'une fille le 30 mai. Je n'étais plus à Paris, je reçus cette nouvelle en province où j'étais; je n'ai plus entendu parler de cette famille. »

Obs. N° IV. — « Madame G.., âgée de trente et un ans, faible, un peu chlorotique, ayant des flueurs blanches, des douleurs d'estomac, mais sans altération organique d'aucun organe.

» Le mari âgé de trente-deux ans, bien constitué, faisait la place de Paris pour les vins; il vint le 23 juin me consulter pour sa femme.

» Je la soignais depuis quelques mois quand ils me firent part de leur désir d'avoir des enfants. Le mari surtout, qui craignait que sa femme ne mourût et que la dot ne partît avec elle, désirait un héritier.

» Je leur conseillai le procédé que j'avais

employé déjà plusieurs fois ; ils se soumirent à mon indication.

» Mais ce fut inutilement, car je fis des injections quatre fois à un mois d'intervalle ; et voyant que nous n'obtenions aucun résultat, madame G.. ne voulut plus continuer. »

Obs. N° V. — « Madame L..., âgée de vingt-sept ans, d'un tempérament sanguin, grande, très forte, bien réglée, la matrice à sa place et dans un bon état.

» Le mari, ancien soldat, de forte taille, âgé de soixante-cinq ans, bon vivant et jouissant de toutes ses facultés.

» Mariés depuis sept ans et demi, ils vinrent me trouver pour savoir pourquoi ils n'avaient pas d'enfants.

» Après les avoir examinés tous deux, je ne trouvai rien qui pût m'expliquer la raison de la stérilité ; je leur conseillai, puisqu'ils ne pouvaient avoir d'enfants par l'accomplissement des fonctions naturelles, d'agir artificiellement.

» D'après mes explications le mari comprit et dit à sa femme de se soumettre au moyen que je proposais ; elle fit d'abord quelque résistance. mais elle prit le parti de me faire venir chez elle dès le lendemain matin.

« Je les trouvai au lit à l'heure que j'avais indiquée.

» Le mari m'avait donné le produit des fonctions qu'il venait d'exécuter.

» Je l'introduisis dans une sonde jusqu'à ce qu'il sortît par la partie inférieure ; je l'introduisis dans l'utérus, je soufflai pour faire écouler le liquide.

» Les règles revinrent douze jours après.

» Je recommençai pendant cinq mois les mêmes injections, mais à chaque reprise une fois ; ce ne fut qu'à la cinquième que madame devint enceinte.

» Neuf mois après, elle fit deux enfants une fille et un garçon. La fille mourut à trois mois, mais le fils s'éleva. Je le revis à l'âge de 9 ans ; c'était un bel enfant.

» Madame L... n'a jamais eu depuis de signe de grossesse. »

Obs. N° VI. — « Madame R..., âgée de 26 ans,

de petite taille, mais bien constituée, un peu lymphatique, jouissant ordinairement d'une bonne santé, bien réglée, ayant le col de la matrice long et mince.

» Le mari, âgé de 24 ans, est bon garçon, mais libertin.

» Mariés depuis quatre ans, sans enfant, n'ayant pas eu de signe de grossesse. Etant leur médecin depuis quelques années, je recevais de leur part des reproches de ne pas leur en faire faire.

» Je leur proposai alors mon moyen qui les fit beaucoup rire, en ajoutant que leur grand-père leur avait dit : « Les enfants se feront bientôt à la mécanique », et que, en effet nous en étions là.

» Malgré les rires, je reçus quelques jours après une lettre pour aller les voir. C'était pour me demander quel jour je pourrais faire l'enfant que j'avais promis.

» Le rendez-vous fut pris pour le lendemain matin à six heures.

Je ne manquai pas, craignant que les spermatozoïdes fussent morts, ne sachant pas alors combien de temps ils vivent après leur sortie.

» Je plaçai le sperme dans ma sonde jusqu'à ce qu'il sortît à l'autre extrémité et je l'introduisis dans l'utérus; je soufflai comme j'ai déjà dit, par petites secousses.

» Les règles revinrent le septième jour, je recommençai quatre jours après.

» Madame R... devint enceinte et accoucha d'une fille bien constituée, le 21 octobre 1856.

» Cette famille a quitté Paris en 1858 pour aller demeurer dans le département des Landes. »

Obs. N° VII. — « Le 21 mars 1856, je fus consulté par madame D..., âgée de vingt-neuf ans, mariée depuis huit, de bonne santé; elle venait demander ce qui la privait de faire des enfants.

» La matrice avait depuis longtemps une antéversion avec écoulement chronique; je lui conseillai le repos au lit, les antiphlogistiques, des bains, des injections et une ceinture abdominale.

» Après cinq mois de traitement, elle allait beaucoup mieux.

» C'est alors que je lui dis d'essayer la génération artificielle.

» Dès le lendemain, je revis le mari qui venait me chercher pour commencer nos tentatives.

» Je fis, le 27 août, une injection spermatique dans la matrice ; elle n'eut aucun résultat. Madame D... ne voulut plus recommencer. »

Obs. N° VIII. — « En 1857, je fus consulté par madame Lag., sage-femme, qui vivait avec un employé de commerce depuis plus de quatre ans sans remarquer aucun signe de grossesse ; tous deux avaient envie d'avoir un enfant.

» J'examinai cette jeune femme, régulièrement réglée, petite de taille, mais bien constituée, âgée de 26 ans ; le mari en avait 33 ; elle avait un engorgement de la lèvre antérieure de l'utérus.

» Je pratiquai en trois mois et demi plusieurs cautérisations dont une au fer rouge ; mais l'affection diminuant lentement, elle voulait, disait-elle, en finir.

» Le 25 février, j'introduisis dans l'utérus une sonde remplie de sperme ; armée d'une petite seringue, je donnai un coup sec de piston.

» J'attendis et les règles ne revinrent pas.

» La dame accoucha le 20 novembre d'un garçon bien constitué, qui s'est élevé sans maladie.

» Aujourd'hui il est en pension et apprend bien ; il est un des premiers de sa classe. Madame L... n'a jamais eu depuis de signe de grossesse, quoiqu'elle n'ait jamais pris aucune précaution. »

Obs. N° IX. — « En 1858, je fus consulté par les époux J..., la femme de 35 ans et le mari de 41. Ils venaient me demander la raison qui empêchait madame J... de faire des enfants !

» J'examinai le mari qui était bien constitué. La femme avait un engorgement des lèvres du col de l'utérus. Pensant que c'était là la cause de l'infécondation, je commençai par lui donner des soins.

» Après trois mois de traitement, elle me fit part de l'envie qu'elle avait, ainsi que son mari, d'avoir un enfant. Je lui proposai, s'ils voulaient, de le lui faire artificiellement.

» Quelques jours après ils me firent venir chez eux ; je fis une injection spermatique avec la sonde remplie de sperme et que je poussai avec ma bouche en soufflant dedans.

» Neuf mois après, elle accoucha d'une petite fille que je vis pendant quelque temps, et dont je n'ai plus entendu parler. »

Obs. N° X. — « Madame V..., âgée de 29 ans, mariée depuis cinq ans, vint, le 19 mars 1861, me consulter pour des flueurs blanches. La matrice descendait jusqu'au bord des grandes lèvres.

» Ils me dirent qu'ils seraient heureux d'avoir un enfant. Je leur promis qu'après l'amélioration de la maladie, je tenterais de leur en faire obtenir un.

» Ce fut le 8 mai 1861 que je fis une injection spermatique, ce qui fut très facile, la matrice étant visible.

» Elle devint enceinte et accoucha d'une fille, le 3 février 1862.

» Cette enfant vivait encore à 2 ans. A cette époque j'ai perdu cette famille de vue.

» La descente de la matrice fut beaucoup améliorée par l'effet de la grossesse et du repos au lit que je fis garder quatre mois à madame V... après l'accouchement. »

2. — *Faits du Dr Marion Sims.*

Un chirurgien américain, également doué d'un esprit inventif et très compétent en ces matières, M. le Dr Marion Sims, ancien chef de l'hôpital des femmes, à New-York, s'est livré à des recherches semblables, et a été beaucoup moins bien favorisé.

« Il y a quelques années, dit Marion Sims (1), j'ai fait une suite d'expériences à ce sujet, et je n'ai vu qu'une seule fois survenir la conception. Le docteur George Harley, professeur au collège de l'Université, à Londres, m'informe qu'à plusieurs reprises, il a expérimenté l'injection de la semence dans la cavité de l'utérus, mais sans résultats. J'ai entièrement abandonné cette étude, et je ne compte pas y revenir ; mais,

(1) Marion Sims, *Notes cliniques sur la chirurgie utérine*, Paris, 1866, p. 443.

comme d'autres peuvent être disposés à faire de nouvelles tentatives dans cette voie, je veux les faire profiter de mon expérience.

» Avant de se mettre à l'œuvre, il faut s'assurer que la semence est parfaitement normale, et qu'elle ne peut pas entrer dans le canal cervical par la voie naturelle. Chez toutes les femmes qui servirent à mes expériences, il existait une étroitesse de ce canal; deux d'entre elles avaient en outre une flexion complète à l'orifice interne, et les observations expérimentales démontrèrent que chez aucune la semence ne s'était jamais introduite dans le canal. Dans tous ces cas, l'incision de l'orifice et du col eût été l'opération à faire ; mais ces malades, trop craintives pour oser s'y soumettre, avaient préféré tenter l'injection utérine, malgré son incertitude. Dans mes premières expériences, cette injection fut souvent plus douloureuse qu'une opération quelconque, car elle causa fréquemment de violentes coliques utérines. Je n'avais aucune donnée pour me guider, et je commençai par injecter lentement trois ou quatre gouttes du fluide séminal, qui produisent des symtômes graves ; ensuite je n'en injectai que deux gouttes ; puis une, jusqu'à ce qu'enfin je reconnus qu'une demi-goutte était bien suffisante. Je dirai même que je ne soupçonne pas que cette quantité pénètre jamais dans la cavité de l'utérus quand on emploie la voie de la nature, et je m'étonne aujourd'hui de ce que j'ai commencé d'une façon si héroïque Qu'il me suffise de dire que je n'ai vu qu'une fois, une seule fois, la conception résulter de cette fécondation artificielle. Le fait est assez important pour que je le donne en détail.

» Ma malade, âgée de vingt-huit ans, était mariée depuis neuf ans, sans avoir eu d'enfants. Depuis qu'elle était réglée, elle souffrait d'une dysménorrhée plus ou moins pénible, souvent accompagnée de grands troubles constitutionnels, tels que nausées, vomissements, migraines. Elle avait une rétroversion avec hypertrophie de la paroi antérieure, induration et conicité du col ; le canal était resserré, particulièrement à l'orifice interne, conséquence de la flexion causée par le déplacement ; outre tous ces obstacles matériels, le vagin ne retenait jamais la semence. J'examinai cet organe plusieurs fois fort peu de temps après l'acte sexuel, et jamais je n'y trouvai une goutte de semence, quoiqu'elle eût été répandue en très grande abondance.

» Cette malade voulait bien se soumettre à tout, excepté à une opération chirurgicale. Aucun cas pourrait-il offrir un plus grand nombre de difficultés à surmonter ? La première chose qu'il y eut à faire consistait naturellement à corriger le vice de position et à maintenir l'utérus dans ses relations normales, au moyen d'un pessaire convenablement ajusté, dans l'espoir que le vagin retiendrait la semence. Il me suffira de dire que j'eus le bonheur de réussir à maintenir la matrice, et qu'une quantité suffisante de semence put être retenue, quoique la plus grande partie s'écoulât. Ces préparatifs faits d'une manière satisfaisante, j'étais prêt pour les injections utérines. Ces injections se répartirent sur une période de près de douze mois. Quelques-unes (deux) furent faites immédiatement avant les règles. Les autres (huit) le furent à différentes époques qui varièrent de deux à sept jours après qu'elles eurent cessé. Après avoir commencé par trois gouttes, je finis par n'injecter qu'une demi-goutte.

» Ce fut dans ces circonstances et après la dixième tentative, que la conception eut lieu. Tout alla favorablement jusqu'au quatrième mois, mais alors une chute et une frayeur causèrent malheureusement une fausse-couche dont la malade ne se releva qu'avec beaucoup de difficulté.

» J'ai rapporté minutieusement ce fait, parce que je présume qu'il est le premier et peut-être le dernier cas authentique dans lequel la fécondation artificielle ait réussi sur l'espèce humaine, et aussi parce que résumant et à peu près la somme et la substance de mes connaissances à ce sujet, il peut servir de guide aux observateurs futurs qui auraient la curiosité, le loisir, le courage et la persévérance de tenter de nouvelles expériences dans cette voie.

» Celles dont je viens de parler furent faites sur une demi-douzaine de personnes différentes, dans l'espace de deux années, et je pratiquai cinquante-cinq injections utérines. Je crois pouvoir en retrancher la moitié comme ayant été mal faites avec des instruments mal construits, et dans des circonstances mal choisies, ce qui donne en dernière analyse une conception sur vingt-sept essais environ. »

L'exemple que cite Marion Sims, quoique unique, confirme cependant les précédents et ouvre une voie plus large aux explorations contemporaines.

Même en admettant ces proportions hâtives, ne serait-il pas déjà magnifique de guérir le tiers environ des femmes stériles, prises en masse, et sans distinction des causes qui les rendent inféfécondes?

Ces causes, en effet, sont très diverses, e bien imposteur serait celui qui prétendrait les détruire toutes par un seul et même moyen.

3. — *Faits du Dr Gigon (d'Angoulème).*

En 1867, M. le Dr Gigon, chirurgien à Angoulême, a relaté une expérience en tout semblable, qu'il avait tentée en 1846 sur une de ses clientes, et dont le résultat a été très satisfaisant (1).

Nous rapportons l'observation détaillée de M. le Dr Gigon (d'Angoulême).

« Depuis plusieurs années j'avais eu cette conversation, et l'idée de féconder artificiellement la femme m'était restée dans l'esprit, lorsque, en 1846, un homme de trente ans environ, marié depuis plusieurs années avec une femme de vingt-quatre ans, vint me confier son chagrin de ne point avoir d'enfants, bien que toutes les conditions de santé et de bonne conformation existassent pour lui et pour sa femme.

» Je m'assurai par mes questions de la régularité des copulations, et, sans pousser les questions plus loin, je l'engageai à varier les positions et à pratiquer l'acte conjugal *more ferarum quadrupedumque;* mais il m'avoua qu'il avait tout tenté sans succès; je lui recommandai surtout de fréquenter son épouse dans la période fécondante,

(1) Son fils M. Fabien Gigon, en donne l'observation complète dans sa thèse inaugurale (Faculté de médecine de Paris, décembre 1871). Les judicieux commentaires dont ce jeune médecin fait suivre l'expérience de son père et celle de Hunter dénotent une connaissance approfondie de ce sujet délicat.

c'est-à-dire dans les quelques jours qui suivent les règles ; car la théorie de l'ovulation spontanée et de la période fécondante, qu'on semble vouloir aujourd'hui attribuer à M. Pouchet (1), était parfaitement connue; elle avait été notamment fort bien exposée, en 1839 dans un mémoire de Raciborski (2), couronné par l'Académie de médecine, et lui-même avait emprunté beaucoup aux écrits de l'Allemand Bischoff (3).

» Puis voyant que rien ne réussissait, j'exposai au mari ce que je considérais comme l'*ultima ratio*, c'est-à-dire de recevoir dans une seringue le sperme d'une éjaculation, et de l'injecter dans la cavité de l'utérus.

» Après en avoir conféré avec son épouse, et d'après l'assurance que je leur réitérai que c'était la seule ressource qui leur restait pour avoir une

(1) Pouchet, *Théorie positive de l'ovulation spontanée* et de *La fécondation dans l'espèce humaine et les mammifères*, Paris, 1847, avec atlas.

(2) Raciborski, *Rapports qui existent entre les follicules de Graaf et la menstruation (Bulletin de l'Académie de médecine).* Paris, 1842-43, t. VIII, p. 564 et *Traité de la menstruation*, Paris, 1868.

(3) Bischoff, *Traité du développement de l'homme et des mammifères*, Paris, 1843.

progéniture, ils y consentirent. J'avoue que l'idée d'imbiber une éponge de sperme et de la porter sur le col de l'utérus ne me vint pas. Au reste, c'était faire de l'*aura seminalis* auquel je ne croyais pas; il n'y avait aucun fait alors; je conviens que les deux faits rapportés par les correspondants de la *Réforme*, dans les numéros des 10 et 25 août, sont favorables à cette théorie.

» Le 18 mai, nous nous disposâmes à mettre mon idée à exécution; le flux cataménial avait cessé de la veille seulement, les époux n'avaient eu aucun rapport depuis dix jours.

» Ayant introduit le doigt dans le vagin, je constatai que le col de l'utérus était long, effilé en forme de toupie, comme on dit; l'utérus était un peu rétroversé, et le museau de tanche était fort près du pubis; alors, le long du doigt, je glissai une large canule en caoutchouc, comme celles que l'on met au haut des seringues, et, après quelques difficultés, je réussis à en introduire le bout assez mince dans l'orifice du museau de tanche.

» Pendant ce temps, le mari, dans un cabinet de toilette à côté, avait empli de sperme une

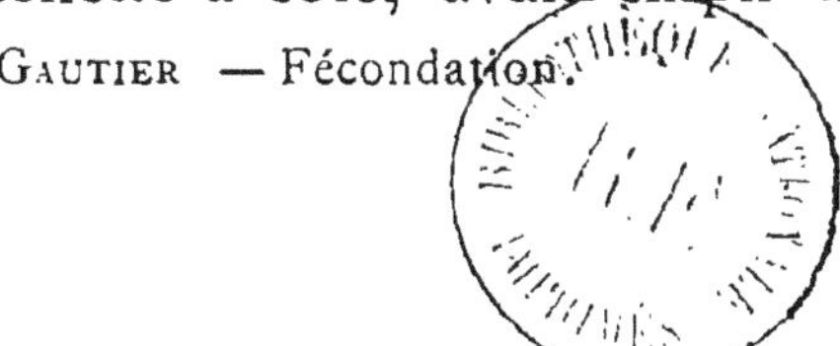

seringue en verre de moyen calibre, et, après avoir replacé le piston, venait lui-même injecter la liqueur fécondante dans le pavillon de la canule qui sortait du vagin, car la matrice était basse; l'injection fut faite doucement, lentement, et pénétra très bien dans l'utérus.

» La même opération fut réitérée cinq jours après, et je recommandai aux époux de suspendre toute relation pendant dix jours au moins, ce qui fut ponctuellement exécuté.

» Le mois suivant, j'éprouvai, je l'avoue, une vraie émotion de bonheur, lorsque le mari vint me prévenir que les règles avaient manqué, et qu'à certains dérangements, on pouvait augurer que la femme était enceinte. C'était la vérité; neuf mois après, elle eut un garçon (1). »

Dirigeant mes efforts dans un sens parallèle à celui de ces praticiens, et profitant des essais moins parfaits, quoique fructueux, de quelques autres observateurs, je suis aussi parvenu à obte-

(1) P. Fabien Gigon, *Essai sur la fécondation artificielle chez la femme (Thèse du doctorat)*, Paris, 1871.

nir la grossesse chez des femmes qui paraissaient vouées pour toujours à la stérilité.

Je ne rapporte pas d'observation à l'appui de mon assertion : une initiale suivie de trois étoiles ne prouve absolument rien, et, pour faire connaître le nom des personnes, il faudrait leur consentement; or en pareil cas, nul n'est disposé à révéler son secret.

La conclusion qui se dégage naturellement de ces faits, c'est que si en tâtonnant, par des procédés mal connus, avec des instruments imparfaits, et en temps indéterminé, on a pu cependant arriver au but, il est présumable que quand des conditions plus favorables seront réunies, les résultats ultérieurs laisseront encore moins à désirer.

XI

MÉTHODE OPÉRATOIRE DE LA FÉCONDATION ARTIFICIELLE

Abordant donc la manière d'agir, je vais dire à présent comment l'opération doit être conduite.

On comprend qu'il ne s'agit, en définitive, que d'introduire la liqueur séminale au siège habituel de la fécondation, c'est-à-dire dans la cavité même de l'utérus, au lieu de la répandre seulement à l'entrée.

La fécondation artificielle se fait par la *méthode vaginale*, ou par la *méthode utérine*.

1. — *Méthode vaginale.*

Elle consiste à porter le sperme dans le vagin, soit au moyen d'une injection, soit avec le secours d'un tampon de ouate.

L'observation de John Hunter et celle de M. le Dr Lesueur (1), qui raconte qu'un tampon de ouate, couvert de sperme et introduit au fond du vagin lui a parfaitement réussi, se rapportent à cette méthode.

Mais ces moyens ne valent pas l'autre méthode; ce n'est pour ainsi dire qu'une demi-mesure, pouvant suffire quelquefois, mais n'attaquant pas la difficulté dans sa racine.

2. — *Méthode utérine.*

Par cette méthode on se propose de porter directement le sperme dans la cavité de l'utérus, ou tout au moins dans l'intérieur du canal cervical.

Pour atteindre ce but, deux procédés ont été mis en usage :

(1) Lesueur, *Réforme médicale*, 1867.

1° l'insufflation.

2° l'injection.

1° *Procédé par insufflation.* — Il est dû au docteur Girault (1) et n'exige qu'une sonde d'homme, telle qu'il y en a dans chaque trousse de médecin, ou d'une algalie en gomme élastique. Celle du Dr Girault était percée d'un trou au cul-de-sac; après avoir versé dans la sonde le sperme recueilli dans un vase, il introduisait la sonde dans le col, il soufflait doucement et à plusieurs reprises, à l'extrémité libre de la sonde, de façon à pousser le sperme dans la cavité utérine.

« Je préfère dans la généralité des cas, dit ce médecin, introduire le sperme dans la sonde, placer celle-ci dans le col de l'utérus et souffler avec la bouche, attendu que s'il y a peu de sperme, il peut rester dans la seringue; tandis que par l'insufflation, il faut que tout pénètre dans la matrice (2). »

Ce procédé a des inconvénients de plus d'un

(1) Voyez page 74.

(2) Girault, *Étude sur la génération artificielle dans l'espèce humaine*. Paris, in-12, p. 11.

genre; le plus saillant est la possibilité de l'introduction de l'air dans la cavité utérine, et par suite des coliques qui rendraient peut-être l'opération inutile.

2° *Procédés par injection.* — Il comporte plusieurs varietés : le procédé de M. Dehaut; le procédé de M. Gigon; le procédé de M. Marion Sims; le procédé de M. Roubaud.

A. *Procédé de M. Dehaut.* — M. Dehaut a proposé un instrument qu'il nomme *injecteur* et qu'il décrit de la manière suivante :

« L'injecteur est un tube en cristal épais, long de 20 centimètres environ, à cavité capillaire; il présente à son extrémité utérine un renflement cylindrique, formant une cavité capable de contenir 1 gramme environ de liquide, suivi d'une partie assez effilée pour pouvoir être introduite dans la cavité du col utérin; cette partie effilée peut conserver la direction du tube, ou bien recevoir une inclinaison appropriée à la conformation ou à la direction de la partie de l'utérus avec laquelle elle doit entrer en rapport. L'extrémité manuelle de ce tube présente un évasement circulaire, en forme de cuvette, laquelle est fermée par une lame élastique en caoutchouc bien tendue, et constitue une chambre à air, communiquant avec la cavité par l'intermédiaire du conduit capillaire; la capacité de cette chambre à air ne doit pas dépasser celle du réservoir (1). »

Le mécanisme est facile à saisir :

En appuyant sur la membrane en caoutchouc, on pousse lair du réservoir dans le renflement cylindrique d'où le liquide est chassé et s'échappe par la canule.

Malheureusement la canule est en verre et fait corps avec le tube, elle court risque de se briser, et ne peut se prêter à toutes les positions qu'affecte l'utérus.

B. *Procédé de M. Gigon.* — « Ayant introduit le doigt dans le vagin, je constatai que le col de l'utérus était long, effilé en forme de toupie,

(1) Dehaut, *De la fécondation artificielle dans l'espèce humaine, comme moyen de remédier à certaines causes de stérilité chez l'homme et chez la femme.* Paris, 1865, p. 26 et 27.

comme on dit; l'utérus était un peu rétroversé, et le museau de tanche était fort près du pubis;

Alors, le long du doigt, je glissai une longue canule en caoutchouc, comme celles que l'on met au bout des seringues, et, après quelques difficultés, je réussis à en introduire le bout assez mince dans l'orifice du museau de tanche;

Pendant ce temps, le mari, dans un cabinet de toilette à côté, avait empli de sperme une seringue en verre de moyen calibre, et, après avoir replacé le piston, venait lui-même injecter la liqueur fécondante dans le pavillon de la canule qui sortait du vagin, car la matrice était basse;

L'injection fut faite doucement, lentement et pénétra très bien dans l'utérus (1). »

Ce procédé ne peut réussir que par l'effet du hasard.

C. *Procédé du Dr Marion Sims.* — L'instrument avec lequel mes expériences furent faites, dit Marion Sims (2) est de verre. Le piston

(1) Gigon, *Réforme médicale*, 29 septembre 1867, n° 37.

(2) Marion Sims, *Notes cliniques de chirurgie utérine*, Paris, 1866, p. 444.

marche librement afin de recueillir la semence; mais, pour graduer exactement la quantité à injecter, il y avait un petit écrou, qui pouvait être tourné contre la tige du piston, sur laquelle était ciselée une vis.

Ce petit écrou empêchait le piston de descendre autrement que par l'action de la vis. Lorsqu'on voulait faire sortir le contenu de la seringue, une demi-révolution du piston en chassait une demi-goutte, la révolution entière une goutte, et ainsi de suite, comme on le fait avec l'instrument de Pravaz, pour les injections endermiques.

Il fallait apporter le plus grand soin à ménager la température de la seringue. Je la plaçais dans un bol d'eau chaude marquant au thermomètre 98° Fahr., ni plus ni moins.

Mais comme le transport de l'instrument, du bol d'eau chaude au vagin, devait être nécessairement suivi d'une diminution de température, je pris l'habitude de le laisser séjourner une minute dans le vagin, avant d'y introduire la semence, afin de lui assurer la même température que le fluide dans lequel se jouaient les spermatozoaires.

Le tube de verre que j'employais la dernière fois portait un fil destiné à empêcher que l'instrument ne fût introduit trop profondément dans la cavité de l'utérus. Ce point était exactement fixé à un pouce neuf soixantièmes de l'extrémité, longueur qui, je crois, ne doit pas être dépassée. De cette façon, l'instrument n'était jamais porté assez loin pour léser la membrane qui tapisse l'utérus, ou pour porter atteinte à la vitalité de l'œuf, si déjà il était descendu dans cette cavité. Je craignais que l'un de ces accidents, sinon tous les deux, ne fût arrivé dans mes premières expériences.

Dans le cas particulier qui nous occupe, après avoir recueilli environ quatre gouttes de semence, l'instrument fut introduit avec précaution dans le canal cervical, jusqu'à ce que la pointe fût mise en contact intime avec le museau de tanche ; puis j'imprimai lentement une demi-révolution au piston, ce qui fit sortir avec la même lenteur une demi-goutte de semence ; j'eus soin de maintenir la seringue en place pendant dix ou quinze secondes, et après l'avoir retirée, je recommandai à la patiente de rester tranquillement dans son lit pendant deux ou trois heures.

D. *Procédé du docteur Roubaud.* — Au premier abord, dit le Dr Roubaud, je voulus simplifier encore le manuel opératoire du chirurgien américain, Marion Sims et, dans ce but, je fis construire une pompe aspirante et foulante, dont la figure 3 fera bien comprendre la portée et le mécanisme (1).

Le même petit instrument peut également servir dans les cas où le sperme est recueilli en dehors de la poche vaginale; ou on le charge comme une seringue, en aspirant le liquide par la canule C, ou en adaptant à la même canule d'aspiration un ajutage en caoutchouc que l'on plonge dans la liqueur spermatique, après avoir

(1) Présentée à l'Académie de médecine, le 12 avril 1872, et reproduite dans le *Nouveau Dictionnaire de médecine et de chirurgie pratiques,* t. XV, p. 777, art. GÉNÉRATION par le professeur Mathias Duval. — Voyez aussi Roubaud, *Traité de l'impuissance et de la stérilité chez l'homme et chez la femme.* 3e édit., Paris, 1876, p. 799.

introduit la canule D dans le col de l'utérus; dans l'un et l'autre cas, on opère ensuite comme il est dit dans la légende.

Avant d'entreprendre la fécondation artificielle, le médecin doit s'assurer que le sperme qui sera fourni contient des animalcules en suffisante quantité et dans les conditions normales de vitalité.

Le sperme destiné à être injecté doit être reçu dans un petit flacon à couleur brune, bouché à l'émeri, et maintenu constamment, avec le secours d'un bain-marie, à une température de 40 degrés centigrades.

Ces précautions mettent les spermatozoïdes à l'abri de la lumière, de l'air et des changements de température.

Il faut que l'instrument injecteur soit plongé dans l'eau chaude, et maintenu, pendant quelque temps, à une température de 45 à 50°, pour qu'au moment où le sperme y sera versé les animalcules y retrouvent les 40° qu'ils avaient au bain-marie.

Quel que soit l'intrument dont on fasse usage, on le charge de deux à trois gouttes de sper-

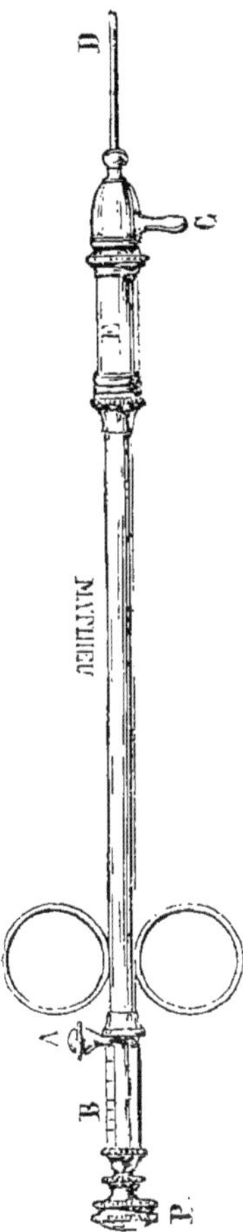

Fig. 3. Seringue de Roubaud pour la fécondation artificielle. — E. Corps de pompe aspirante et foulante où les soupapes sont remplacées par une sorte de robinet taillé dans le piston lui-même. C, canule d'aspiration que l'on allonge à volonté avec un ajutage en caoutchouc; D, canule que l'on introduit dans l'utérus; P, piston. En tirant sur sa tige, le liquide dans lequel plonge la canule C est aspiré, et le bouton A indique sur la partie graduée B le nombre de gouttes qui ont été amenées dans le corps de pompe. En faisant alors décrire au bouton A une demi-révolution à droite, le piston tourne lui-même, et, en déplaçant une échancrure dont il est armé, il ferme la canule d'aspiration et ouvre celle qui termine la seringue. — On n'a plus alors qu'à pousser la tige du piston pour que l'injection soit accomplie.

me au plus, et on le maintient dans l'eau chaude jusqu'à ce que tout soit prêt pour l'injection.

La femme est au bord du lit, les jambes écartées et appuyées sur deux chaises, comme pour l'examen au spéculum ; seulement il faut avoir soin de soutenir avec des oreillers le dos et la tête, parce que, l'opération terminée, la patiente doit garder la même position de vingt minutes à une demi-heure.

Avec un peu d'habitude on peut se passer de spéculum, en faisant glisser la canule le long de l'indicateur gauche introduit dans le vagin, et reposant sur l'ouverture du museau de tanche.

Cependant il est préférable de se servir du spéculum que la femme elle-même maintient en place, ce qui laisse à l'opérateur ses deux mains libres.

Comme le recommande M. Marion Sims, la canule ne doit pas pénétrer dans le col au delà de 0,03 cent.

Quand tout est ainsi préparé, on pousse doucement et sans secousse la liqueur séminale dans la proportion d'une demi-goutte à une goutte.

Après l'injection, la canule doit rester en place de trois à cinq minutes; si on voyait du sperme sortir du col de l'utérus, il faudrait enfoncer la canule de 0,01 cent. de plus, et recommencer l'injection.

Lorsque cet accident ne s'est pas produit au bout de cinq minutes, on retire doucement la seringue et, pendant quelques instants encore, on laisse le spéculum, pour s'assurer que la sortie du sperme n'a pas lieu après la retraite de la canule.

Au bout de dix minutes, toute appréhension est passée: on peut retirer le spéculum.

E. *Procédé du docteur Gérard.* — Deux procédés peuvent être choisis :

L'un direct;

L'autre indirect.

« *Procédé direct.* — C'est le meilleur; il consiste, pour le mari à voir sa femme normalement. Dans ce cas, celle-ci est couchée sur le dos, le siège élevé, les jambes demi fléchies, les reins pliés de façon à ce que le vagin fasse cuvette et retienne autant que possible la liqueur.

Aussitôt l'arrivée du médecin, qui doit être aussi rapproché que possible, celui-ci fait pénétrer le spéculum Fergusson, et, relevant avec le bec de l'instrument la liqueur qui pourrait s'écouler sur la fourchette, il l'introduit jusqu'à ce que celui-ci vienne embrasser le col de toute part, en fixant le bec du spéculum dans le cul-de-sac postérieur.

Dans cette situation, le spéculum a une position déclive vers son extrémité; c'est dans cette déclivité que s'accumule la semence qui, presque toujours, vient marquer l'ouverture du col.

Le médecin fait fixer le spéculum soit par la emme, soit par le mari; c'est alors seulement qu'il prend la seringue qu'il a choisie lors de son premier examen et qui répond à la courbure ou à la déviation constatée; il aspire lentement la liqueur avec précaution pour ne pas embarquer d'air, il démasque ainsi le col, pénètre dans l'ouverture jusqu'à l'orifice interne, y injecte une goutte de semence et retire très lentement la seringue en la faisant baver très doucement dans toute l'étendue du col qui sépare l'orifice interne de l'orifice externe, en déposant dans ce parcours environ 3 ou 4 gouttes de sperme.

Aussitôt la sortie de l'orifice externe du col, il vide entièrement la seringue de la liqueur qu'elle peut encore contenir, il s'empare d'un tampon de ouate-charpie fixé par un fil double que contient la couveuse, il le pousse doucement au fond du spéculum, le tampon s'imbibe de la liqueur ; dès que celle-ci est absorbée, il imprime un mouvement de rotation du tampon autour du col pour le mouler sur sa surface, il passe la pince doucement sur le pourtour, de manière à le refouler autour du col ; fixe le tampon en ouvrant les branches de sa pince et retire doucement le spéculum, laissant ainsi le tampon fixé et coiffant le col.

La femme est laissée en place, immobile, couverte, dans le repos le plus absolu, pendant deux heures environ.

Après ce temps, le médecin retire lentement le tampon de coton-charpie et s'assure que les spermazoïdes sont encore bien vivants; pour cela, il suffit d'exprimer un peu le tampon sur le porte-objet du microscope, et l'on reconnaît que leur vitalité est aussi grande qu'au moment de l'éjaculation.

On viendra peut-être objecter que ce tampon, recueillant la liqueur qui se perdait sans lui, fait tous les frais de l'imprégnation par l'excellente position qu'il donne au col et par le contact longtemps prolongé de la liqueur séminale avec l'ouverture de l'utérus.

Cela importe peu, quant au résultat demandé par les intéressés; ce qu'on demande, c'est de faire cesser la stérilité, quel que soit le procédé opératoire: imprégnation à l'aide du tampon ou avec la seringue, ce n'est pas moins un résultat provoqué par l'art.

Nous conseillons donc de prendre toutes les précautions que comportent le cas et les circonstances; aider la nature sans la violer, telle est notre règle de conduite.

Le point important pour réussir une imprégnation artificielle, c'est de se rapprocher autant que possible de la nature elle-même; on élève aussi bien un enfant au biberon qu'au sein, pour peu qu'on observe les conditions de température du lait et sa composition.

De même en imprégnation, il faut se tenir rigoureusement dans les conditions de la nature surtout au point de vue de la température; nous avons dit que le spermatozoïde était l'image du procréateur, ne savons-nous pas combien la température de l'homme joue un rôle considérable dans l'altération de ses tissus? Ne savons-nous pas qu'en dehors de la maladie occasionnelle, toute température centrale s'élevant au-dessus de 42° ou s'abaissant au-dessous de 34° est une cause d'altération des cellules, au point que la vie cesse d'être possible?

Il faut donc avoir le plus grand soin de ne pas se servir d'instruments trop froids ni trop chauds, car ce serait aller au-devant d'un échec certain, étant donnés la course énorme qui reste à faire aux spermatozoïdes pour se rendre à l'ovule, la lutte qu'ils ont à soutenir pendant le trajet contre les obstacles accumulés sous leurs pas et l'effort final qu'ils doivent fournir pour pénétrer l'ovule, car il est démontré que l'ovule des mammifères ne possède pas de hile mais bien une membrane animée de mouvements amiboïdes qu'ils ont à perforer. Diminuer leur énergie en les refroidissant ou les surchauffant, n'est-ce pas les épuiser par la torture et, si sous le champ du microscope, à une température de 15 degrés centigrades, on les voit encore s'ébattre pleins d'agilité, n'est-ce pas là le spectacle d'une convulsion finale annonçant qu'ils agonisent et vont bientôt cesser d'exister au lieu de perpétuer la vie, comme c'était leur but ?

Il ne faut donc pas trop s'étonner des insuccès de ceux qui ont pratiqué la fécondation artificielle, sans s'être entourés de toutes les garanties possibles, et de la leur voir nier après de nombreux échecs, alors que ceux-ci ne sont dus qu'aux mauvaises conditions dans lesquelles ils ont opéré.

Procédé indirect. — « Lorsque, pour une raison quelconque, le mari est impuissant, alors que sa semence est excellente, nous sommes obligés de recourir à la méthode indirecte ;

Pour cela nous recueillons la liqueur dans la

couveuse, elle-même, tenue à une température régulière de 38°, et nous procédons de la même façon que pour le procédé direct, en nous hâtant dans les divers temps du manuel opératoire ; mais nous avouons que les chances de succès sont moins grandes. »

XII

MON PROCÉDÉ OPÉRATOIRE

Moi, j'engage à n'employer ni sonde ni seringue : un seul instrument doit servir tout à la fois de récipient et de conducteur, et au lieu d'injecter, on *instille.*

De cette façon, on évite dans la matrice le refoulement de l'air qui, par les autres procédés, se trouve contenu dans le tube et donne lieu parfois à d'horribles coliques, suivies du brusque rejet du liquide.

Cet instrument particulier est de mon invention :

Voici en quoi il consiste :

Deux valves coniques, creusées en gouttière, se meuvent sur un mandrin gradué, par un mécanisme indépendant pour chacune.

Si l'une d'elles s'avance, une portion de gouttière se présente vide et on y dépose la liqueur à introduire dans l'utérus ; puis l'autre, s'avançant à son tour, recouvre la première, formant ainsi un tube rempli de sperme dans l'espace compris entre l'extrémité du mandrin et le bout des valves.

Si l'instrument ainsi chargé vient à être introduit dans l'utérus, à la manière de l'hystéromètre de Huguier (1), et qu'on fasse manœuvrer les valves dans le sens inverse de celui qui vient d'être indiqué, elles se retirent, et le liquide, ne pouvant rétrograder, reste dans la cavité utérine retenu, enfermé par le rapprochement des parois de l'organe un instant distendu, au lieu d'y être projeté.

J'estime que la plupart des insuccès enregistrés par les auteurs, tiennent à l'imperfection des instruments employés.

(1) Voyez Huguier, *De l'Hystérométrie et du cathéterisme utérin*. Paris, 1865, 1 vol. in-8.

Je n'ai appliqué celui que je recommande à présent que pour éviter l'inconvénient principal de tous les autres, qui est d'injecter au lieu d'instiller.

Supposons donc qu'il s'agisse d'une femme bien constituée et n'offrant pas d'obstacles *apparents* à la conception, une de celles dont la stérilité étonne, et dont on dit : Comment se fait-il qu'elle n'ait pas d'enfants ?

La première condition à remplir est de s'assurer si l'infécondité vient réellement d'elle, ou bien de son mari.

On procède ordinairement à cette recherche préliminaire :

1° Par un examen microscopique du sperme.

S'il contient des animalcules bien vivants et en nombre suffisants, c'est qu'il est bon.

2° En recueillant du mucus qui sort du col et provient de sa cavité et de celle de l'utérus.

On l'essaie chimiquement pour savoir s'il n'est pas trop *alcalin*.

La même chose se fait ensuite pour le mucus que secrètent les parois du vagin, avec le papier de tournesol, afin d'établir s'il n'est pas, au contraire, trop *acide*.

Cette distinction entre le mucus de provenance utérine ou vaginale a beaucoup d'importance, car leur composition n'est pas identique, et quand ils s'altèrent, soit dans un sens, soit dans l'autre, on ne peut y porter remède que par des moyens entièrement opposés.

On conçoit que ces produits étant précisément l'onde dans laquelle se meuvent ou nagent les spermatozoïdes, ce liquide peut, en changeant de nature, devenir meurtrier pour eux, et c'est ce qui arrive si le liquide utéro-vaginal d'une femme est acide : les spermatozoïdes, mis en contact avec lui, sont instantanément frappés de mort ; la leucorrhée vaginale fortement *acide* est aussi une cause de stérilité ; elle détruit chimiquement les spermatozoïdes en les stupéfiant, par le dégagement d'acide carbonique qui se manifeste sous l'influence de l'alcalinité de la semence séminale.

« C'est au reste ce que l'on peut constater, sous le microscope, quand dans la préparation où les spermatozoïdes sont très mobiles et très vivaces, vous ajoutez un atome d'acide acétique par exemple, les spermatozoïdes se recoquillent sur eux-mêmes et meurent. » (Dr Charrier.)

Dans ce cas, il faut que la personne suive un traitement thérapeutique, interne ou topique, capable de rendre les sécrétions normales.

On obtient ce résultat en ordonnant à la malade des injections alcalines tièdes, en lui faisant boire pendant quelque temps de suite de l'eau de Vichy ou de Vals, en un mot, en détruisant l'acidité et en créant artificiellement un milieu alcalin où le spermatozoïde puisse vivre et rester vivant.

Lorsque ces trois véhicules, ou au moins deux, le sperme et le mucus, présentent les qualités requises, on procède à leur mise en contact : c'est la partie délicate de l'opération et celle qui exige réellement l'habitude de la part de celui qui veut la bien exercer.

De même que nous avons supposé être en présence d'une femme présentant les apparences propices à la conception, c'est-à-dire bien conformée, réglée, et sans maladie générale ; plaçons-nous également dans l'hypothèse d'un homme réunissant les caractères propres à devenir père, c'est-à-dire exempt des infirmités qui empêchent la copulation ou indemne des maladies qui privent le sperme de son principe actif.

On commence par se procurer l'élément fécondant.

Pour cela deux voies se présentent.

L'une naturelle.

L'autre forcée ;

La première l'emporte de beaucoup et doit être préférée toutes les fois que les circonstances le permettent.

Une éjaculation moyenne est d'environ 4 grammes (60 à 80 gouttes) ; c'est énormément plus qu'il n'en faut. Aussi n'en recueille-t-on d'ordinaire que très peu. Quand on pense qu'une goutte de ce liquide contient plusieurs milliers d'animalcules, et qu'un seul suffit pour féconder l'ovule, on conçoit qu'il n'est pas nécessaire d'en introduire beaucoup.

De nombreuses expériences de laboratoire attestent que les spermatozoïdes peuvent vivre de un à deux jours dans le sperme conservé à l'abri du froid : il est donc nécessaire d'échauter, à la température du corps humain, le tube qui doit le contenir, autrement ces animacules mourraient.

Si même on ne peut agir immédiatement, il est utile de leur conserver la chaleur à peu près normale, en enveloppant le récipient, de manière à éviter toute variation sensible de température, et cela aussi parce que l'on ne doit jamais injecter un liquide froid dans l'utérus dans la crainte de déterminer des tranchées utérines souvent très douloureuses.

Les choses étant ainsi préparées, on dispose la femme sur un fauteuil ou en travers sur un lit, puis on applique un spéculum, celui de M. Cusco préférablement, et l'on met le col à découvert.

On introduit alors dans la cavité ultérine, avec la plus extrême douceur, le tube instillateur chauffé, graissé et fermé à 2 ou 3 centimètres, sans jamais pousser si l'on rencontre de la résistance; il faut dans ce cas avoir recours à un instrument en rapport avec la courbure exagérée de l'organe.

On ne trouve pas toujours aisément le museau de tanche, et c'est pourtant de sa possession, plus ou moins franche, que dépend souvent le succès ou l'échec.

Mes honorables devanciers procédaient à sa recherche par le toucher; moi, je crois que l'emploi du spéculum est préférable. En effet, l'indicateur gauche qui, après avoir exploré les parties, servait de guide à la sonde, se trouve ainsi disponible, et les mains entièrement libres se portent où besoin est. En un mot, on voit ce que l'on fait au lieu de le sentir, et l'œil est bien plus précis que le doigt.

Réduite à une manœuvre si simple, l'introduction du tube instillateur ne nécessite pas d'aide ; mais il est toujours convenable que l'opération ne se fasse pas sans témoin, et il y en a un constamment indispensable : c'est le mari.

Telles sont les modifications que la pratique m'a conduit à introduire dans le manuel de cette opération. Je crois que c'est grâce à leur observance et à quelques autres améliorations de détail que l'on peut parvenir plus sûrement au but.

XIII

A QUELLE ÉPOQUE DOIT-ON PRATIQUER LA FÉCONDATION

On s'est demandé, avec juste raison, quel est le moment le plus propice à la réussite de cette tentative.

Tous les accoucheurs prétendent, en effet, que les conceptions datent habituellement de l'époque des règles ; soit immédiatemnt avant, ou quelques jours après.

Venette rapporte que Fernel, consulté par Henri II sur les moyens de combattre la stérilité de Catherine de Médicis, lui conseilla de cohabiter avec elle *vers la fin* de la menstruation, ce qui réussit si bien que la reine devint mère cinq ou six fois.

Haller et Boerhaave se prononcent pour le jour même ou les règles *viennent de finir*.

M. le professeur F.-A. Pouchet, qui a produit sur ce sujet un mémoire couronné par l'Institut (1), pense que l'ovule se détache pendant le cours du flux cataménial et ne parvient dans l'utérus qu'après sa cessation, autrement il serait entraîné par le sang. Une fois arrivé là, il y reste jusqu'au détachement de la membrane *decidua*, qui arrive vers le douzième jour. De sorte que, d'après lui, la fécondation ne s'effectuerait que dans la huitaine suivant la cessation de l'écoulement sanguin.

Mais des faits nombreux attestent que les choses ne se passent pas toujours ainsi. Il est certain, par exemple, que des femmes conçoivent la veille ou l'avant-veille du retour de leurs épo-

(1) Pouchet, *Théorie positive de l'ovulation spontanée et de la fecondation dans l'espèce humaine et les mammifères*. Paris, 1847, 1 vol. in-8 et un atlas in-4.

ques; mais c'est moins fréquent avant qu'après l'écoulement (1).

M. le Dr Alex. Mayer (2), qui a traité la même question à un autre point de vue, celui de la diminution croissante de la population en France, formule aussi l'avis qu'il y a très rarement, pour ne pas dire jamais, conception dans la quinzaine intermenstruelle, comprise entre le douzième et le vingt-septième jour.

Ces deux propositions se complétant l'une par l'autre, on peut dire que, s'il y a erreur sur ce point, l'écart, toujours, n'est pas grand, car l'observation journalière confirme généralement les indications de la théorie.

Moïse, dont on a invoqué l'autorité, prescrit sept jours d'isolement pour les femmes qui ont leurs menstrues. Mais, outre que le texte du Lévitique (3) laisse du doute sur le point de départ, je ne crois pas qu'on doive tenir compte

(1) Voyez sur ce sujet: Charpentier, *Traité pratique des accouchements*, 2e édit., Paris, 1889. — Beaunis, *Nouveaux éléments de physiologie humaine*, Paris, 1889, t. II.

(2) Mayer, *Des rapports conjugaux considérés sous le triple point de vue de la population, de la santé et de la morale publique*. 8e édition, Paris, 1884.

(3) Chap. xv, versets 19 à 28.

de cette prescription pour le cas présent. Le législateur hébreu n'avait évidemment en vue qu'une question d'hygiène, et si l'on suivait sa loi pour les fécondations artificielles, il est probable qu'on arriverait trop tard. Cependant les Israélites, tout en observant fidèlement cette loi, ainsi que plusieurs me l'ont assuré, ont beaucoup d'enfants, et cela ne devrait pas être s'ils attendaient assez pour que l'ovule eût été expulsé. Il est donc bien probable, alors, que les femmes juives conçoivent presque toujours avant le retour de leurs ordinaires.

Il y a d'ailleurs des races plus fécondes les unes que les autres, et les juifs sont peut-être de ce nombre (1).

Les conséquences à tirer de ces faits sont évidentes ; mais, vu l'impossibilité de rien préciser actuellement à cet égard, et dans la crainte de perdre l'occasion peut-être favorable, il est préférable de faire deux instillations au lieu d'une, savoir :

(1) Voyez Michel Lévy, *Vitalité de la race juive en Europe (Ann. d'hyg.)*, 2e série, t XXV, p. 350.

Une la veille des règles, quand le retour régulier de la période permet le calcul.

Et, si, nonobstant, celles-ci reparaissent, l'autre le lendemain ou le surlendemain de leur cessation.

C'est trancher la difficulté sans la résoudre ; mais ne vaut-il pas mieux faire trop que pas assez ?

XIV

CONTRE-INDICATIONS

Rien n'est parfait, aussi devons-nous considérer à présent le chapitre des inconvénients, les contre-indications enfin qui s'attachent à la fécondation artificielle.

Il y a des maux que le patient doit se résigner à subir et que le médecin sage se garde bien de guérir.

De même pour la stérilité : il y a des cas où le praticien consciencieux doit s'abstenir de recourir à la fécondation, lors même qu'elle est applicable.

Ces cas sont relatifs à l'état physique ou moral, dans lequel peuvent se trouver respectivement les conjoints.

Supposons, par exemple, qu'il s'agisse de personnes atteintes de maladies héréditaires, telles que la phtisie, le cancer, etc., devra-t-on aider à la propagation de ces affections cruelles ? Non, mille fois non.

Consentira-t-on davantage à injecter le sperme d'un épileptique, d'un scrofuleux, d'un syphilitique (1) ? Non assurément, car on contribuerait à créer des êtres fatalement voués à la souffrance, sinon à la mort.

Un homme ayant eu des accès de folie, devra pareillement être écarté du bénéfice de ce mode de fécondation, car cette affection est non moins implacable que les autres, et donne souvent lieu à des dégénérescences corporelles, quoique étant depuis longtemps passée.

Ainsi de suite pour divers états morbides qui

(1) Il est un fait aujourd'hui presque prouvé en médecine, c'est que le père ne transmet pas directement à l'enfant la syphilis dont il est atteint ; il faut qu'à l'époque de la fécondation, il soit atteint d'accidents contagieux, et les transmette directement à la mère ; cette dernière alors infecte directement le fœtus. (Dr Th. Debray.)

D'autres auteurs pensent au contraire que l'enfant est syphilitique de par le père, et, à son tour, la mère prend la syphilis de son enfant.

peuvent accidentellement se présenter, ou même des infirmités congénitales telles que la surdi-mutité, la cécité, etc.

Si, après avoir examiné la femme chez qui l'instillation spermatique doit être faite, l'homme de l'art reconnaît un vice de conformation du bassin assez prononcé pour que la grossesse ne puisse être conduite à son terme, une tumeur de l'utérus ou des organes circonvoisins, en un mot toute affection capable de porter atteinte à la vitalité du fœtus d'une manière irrémédiable ou de rendre son expulsion naturelle impossible, toute tentative devra être rigoureusement proscrite.

Il est donc à la fois prudent et moral de ne se décider à agir que quand on ne trouve aucune contre-indication évidente, et il ne faut jamais se départir d'une telle réserve, parce qu'elle est la sauvegarde de la vie de bien des êtres.

On a objecté que même chez les femmes où elle paraît le mieux indiquée, une pareille épreuve pourrait bien n'être pas sans danger pour la santé.

A cela l'expérience de plusieurs praticiens

répond que sur plusieurs centaines qui ont déjà été fécondées artificiellement, et à peu près autant qui ont subi l'opération sans succès, aucune n'a éprouvé d'accident. Il est digne de remarque que les craintes qui paraissent le plus fondées ne se sont nullement réalisées; aussi il est permis d'espérer que rien n'entravera désormais la marche régulière de ces utiles expériences.

D'autres personnes, mettant en doute qu'il soit moral d'accomplir un acte de sentiment par un procédé physique, ont soulevé contre lui la question des scrupules de conscience.

Que cette découverte eût été une bonne fortune pour la théologie du moyen âge, qui n'aurait pas été obligée d'inventer les démons incubes et succubes, et ceux-ci n'auraient pas eu l'embarras de porter dans le creux de leur main le précieux liquide.

Nul n'est certain de pénétrer les desseins du grand Architecte de l'univers; mais il est permis de former des conjectures sur ses intentions. Eh bien! il me semble que c'est lui être agréable que d'aider ses créatures à remplir le fonctions auxquelles il les a destinées.

Laissons donc de côté ces entraves que le doute élève devant tous les novateurs et marchons avec confiance à la conquête de nouveaux faits. N'est-ce pas la foi qui enfante le progrès ?

FIN

TABLE DES MATIÈRES

BIBLIOTHÈQUE SCIENTIFIQUE CONTEMPORAINE

A 3 FR. 50 LE VOLUME

Nouvelle collection de volumes in-16, comprenant 300 à 400 pages, imprimés en caractères elzéviriens et illustrés de figures.

AZAM (Dr). **Hypnotisme,** double conscience et altérations de la personnalité. 1 vol. in-16, avec figures..................... 3 fr. 50

BAYE (Baron J. DE). **L'archéologie préhistorique.** 1 vol. in-16, avec 50 figures... 3 fr. 50

BEAUNIS (H.). **Le somnambulisme provoqué.** Études physiologiques et psychologiques. 1 vol. in-16, avec figures............ 3 fr. 50

BERNARD (Claude). **La science expérimentale.** 1 vol. in-16. 3 fr. 50

BOUANT (E.). **La galvanoplastie,** le nickelage, l'argenture, la dorure l'électro-métallurgie. 1 vol. in-16, avec figures.......... 3 fr. 50

BOURRU et BUROT. **La suggestion mentale et l'action à distance des** substances toxiques et médicamenteuses. 1 vol. in-16 avec fig. 3 fr. 50

— **Les variations de la personnalité.** 1 vol. in-16, avec fig. 3 fr. 50

BROUARDEL (P.), professeur et doyen de la Faculté de médecine de Paris. **Le secret médical.** 1 vol. in-16.................. 3 fr. 50

CAZENEUVE (P.). **La coloration des vins** par les couleurs de la houille. 1 vol. in-16, avec 1 planche..................... 3 fr. 50

CHARPENTIER (Aug.). **La lumière et les couleurs.** 1 vol. in-16, avec 30 figures.. 3 fr. 50

COUVREUR. **Le microscope,** ses applications à l'étude des végétaux et des animaux. 1 vol. in-16 avec 100 fig............. 3 fr. 50

CULLERRE (Dr A.). **Magnétisme et hypnotisme.** 1 vol. in-16 avec 28 figures... 3 fr. 50

— **Nervosisme et névroses.** Hygiène des énervés et des névropathes. 1 vol. in-16.. 3 fr. 50

— **Les frontières de la folie.** 1 vol. in-16................. 3 fr. 50

DALLET (G.). **La prévision du temps et les prédictions météorologiques.** 1 vol. in-16 avec 40 figures...................... 3 fr. 50

— **Les merveilles du ciel.** 1 vol. in-16, avec 74 fig............ 3 fr. 50

DEBIERRE (Ch.). **L'homme avant l'histoire.** 1 volume in-16, avec 84 figures.. 3 fr. 50

DUCLAUX, professeur à la Faculté des sciences de Paris. **Le lait.** Etudes chimiques et microbiologiques. 1 vol. in-16 avec fig. 3 fr. 50

FERRY DE LA BELLONE (Dr). **La truffe.** 1 vol. in-16, avec 20 figures et 1 planche.. 3 fr. 50

FOLIN (Marquis DE). **Sous les mers.** Campagnes d'explorations sous-marines. 1 vol. in-16, avec figures...................... 3 fr. 50

FOUQUÉ (F.), membre de l'Institut, professeur au Collège de France. **Les tremblements de terre.** 1 vol. in-16, avec 50 figures. 3 fr. 50

FOVILLE (A.), inspecteur général des établissements de bienfaisance. **Les nouvelles institutions de bienfaisance,** les dispensaires pour enfants malades, l'hôpital rural 1 vol. in-16, avec 10 pl. 3 fr. 50

GALEZOWSKI et KOPFF (Drs). **Hygiène de la vue.** 1 vol. in-16, avec 50 figures... 3 fr. 50

GARNIER (Léon). **Ferments et fermentations,** étude biologique des ferments, rôle des fermentations dans la nature et dans l'industrie. 1 vol. in-16, avec 65 figures........................ 3 fr. 50

ENVOI FRANCO CONTRE UN MANDAT POSTAL. Sept. 1888.

GAUDRY (Albert), membre de l'Institut, professeur au Muséum. **Les ancêtres de nos animaux** dans les temps géologiques. 1 vol. in-16, avec figures . . . . 3 fr. 50

GAUTIER (Arm.), professeur à la Faculté de médecine de Paris. **Le cuivre et le plomb** dans l'alimentation et l'industrie. 1 volume in-16 . . . . 3 fr. 50

GIRARD (Maurice). **Les abeilles.** Organes et fonctions, éducation et produits, miel et cire. 1 vol. in-16, avec 30 fig. et 1 planche. 3 fr. 50

GRAFFIGNY (H. DE). **La navigation aérienne** et les ballons dirigeables. 1 vol. in-16, avec 4 figures . . . . 3 fr. 50

GUN (Colonel). **L'électricité** appliquée à l'art militaire. 1 vol. in-16, avec 0 figures . . . . 3 fr. 50

— **L'artillerie actuelle,** canons, fusils et projectiles. 1 vol. in-16, avec 0 figures . . . . 3 fr. 50

HERZEN (Alex.), professeur à l'Académie de Lausanne. **Le cerveau et** l'activité cérébrale au point de vue psycho-physiologique. 1 vol. in-16 . . . . 3 fr. 50

KNAB. **Les minéraux utiles** et l'exploitation des mines. 1 vol. in-16, avec 50 figures . . . . 3 fr. 50

LARBALÉTRIER. **L'alcool** au point de vue chimique, agricole, industriel, hygiénique et fiscal. 1 vol. in-16, avec 50 figures . . . . 3 fr. 50

LEFÈVRE. **La photographie.** ses applications aux sciences, aux arts et à l'industrie. 1 vol. in-16, avec 100 figures . . . . 3 fr. 50

LORET (V.). **L'Égypte au temps des Pharaons.** 1 vol. in-16, avec 20 photogravures . . . . 3 fr. 50

MONIEZ. **Les parasites de l'homme,** animaux et végétaux. 1 vol. in-16, avec 50 figures . . . . 3 fr. 50

MOREAU (Dr P.), de Tours. **Fous et bouffons,** étude physiologique, psychologique et historique. 1 vol in-16 . . . . 3 fr. 50

— **La folie** chez les enfants. 1 vol. in-16 . . . . 3 fr. 50

PERRIER (Edm.), professeur au Muséum d'histoire naturelle. **Le transformisme** 1 vol. in-16, avec 100 figures . . . . 3 fr. 50

PLANTÉ (G.). **Les phénomènes électriques de l'atmosphère.** 1 vol. in-16, avec 50 figures . . . . 3 fr. 50

QUATREFAGES (A. DE), membre de l'Institut, professeur au Muséum. **Les pygmées.** 1 vol. in-16, avec figures . . . . 3 fr. 50

RIANT (Dr A.). **Les irresponsables devant la justice.** 1 volume in-16 . . . . 3 fr. 50

— **Hygiène des orateurs,** hommes politiques, magistrats, avocats, prédicateurs, professeurs, artistes et de tous ceux qui sont appelés à parler en public. 1 vol. in-16 . . . . 3 fr. 50

RENAULT (B.). **Les plantes fossiles.** 1 vol. in-16, avec fig. 3 fr. 50

RICHE (A.). **Monnaies et bijoux,** garantie et poinçonnage. 1 vol. in-16, avec 40 figures . . . . 3 fr. 50

SAPORTA (A. DE). **Les théories et les notations de la chimie moderne.** 1 vol. in-16, avec figures . . . . 3 fr. 50

SAPORTA (Marquis G. DE), correspondant de l'Institut. **Origine paléontologique des arbres** cultivés et utilisés par l'homme. 1 vol. in-16, avec figures . . . . 3 fr. 50

SCHMITT (J.). **Microbes et maladies.** 1 vol. in-16, avec 24 fig. 3 fr. 50

SIMON (Dr P. Max). **Le monde des rêves.** 1 vol. in-16 . . . . 3 fr. 50

VUILLEMIN. **La biologie végétale.** 1 vol. in-16, avec 80 fig. 3 fr. 50

ENVOI FRANCO CONTRE UN MANDAT POSTAL.

DERNIÈRES NOUVEAUTÉS

BIBLIOTHÈQUE SCIENTIFIQUE CONTEMPORAINE

A 3 fr. 50 le volume

Nouvelle Collection de volumes in-16, comprenant 300 à 400 pages, imprimés en caractères elzéviriens et illustrés de figures intercalées dans le texte

---

AZAM. Hypnotisme, double conscience et altérations de la personnalité par le docteur AZAM, professeur à la Faculté de médecine de Bordeaux. Préface par le professeur Charcot, de l'Institut.

BARTHELEMY (A.-J.-C.). **L'Examen de la Vision** devant les conseils de révision et de réforme dans la marine et dans l'armée par le docteur BARTHÉLEMY, directeur du service de la santé à Brest.

BAYE (J. DE). **L'Archéologie préhistorique,** par le baron J. DE BAYE.

BEAUNIS. Le somnambulisme provoqué, études physiologiques et psychologiques, par H. BEAUNIS, professeur à la Faculté de Nancy.

BERNARD (CLAUDE). **La science expérimentale** par Claude BERNARD, de l'Académie des sciences et de l'Académie française.

BOUANT. La galvanoplastie, le nickelage, l'argenture, la dorure et l'électro-métallurgie, par E. BOUANT, agrégé des sciences.

BOURRU et BUROT. La suggestion mentale et l'action à distance des substances toxiques et médicamenteuses, par BOURRU ET BUROT, professeurs à l'Ecole de Rochefort.

— Variations de la personnalité.

BROUARDEL. Le secret médical. Honoraire, mariages, assurances sur la vie, déclaration de naissance, expertise, témoignage, etc., par P. BROUARDEL, professeur et doyen de la Faculté de médecine.

CAZENEUVE. La coloration des vins par les couleurs de la houille. Méthode analytique et marche systématique pour reconnaître la nature de la coloration, par P. CAZENEUVE, professeur à la Faculté de Lyon.

CHARPENTIER (A.). **La lumière et les couleurs,** au point de vue physiologique, par AUG. CHARPENTIER, professeur à la Faculté de médecine de Nancy.

COUVREUR (Ed.). **Le microscope et ses applications** à l'étude des animaux et des végétaux, par Ed. Couvreur, chef des travaux à la Faculté des sciences de Lyon.

CULLERRE. Magnétisme et hypnotisme. Exposé des phénomènes observés pendant le sommeil nerveux provoqué, au point de vue clinique, psychologique, thérapeutique et médico-légal.

— **Nervosime et névroses.** Hygiène des énervés et des névropathes.

— **Les frontières de la folie.**

DALLET (G.). **Les merveilles du ciel,** par G. Dallet.

— **La Prévision du temps** et les prédictions météorologiques.

DEBIERRE. L'homme avant l'histoire, par Ch. Debierre, professeur à la Faculté de médecine de Lille.

DUCLAUX. Le lait. Etudes chimiques et microbiologiques, par Duclaux, professeur à la Faculté des Sciences de Paris.

FERRY DE LA BELLONNE. La Truffe. Etude sur les truffes et les truffières, par le docteur Ferry de la Bellonne.

FOLIN (de) **Sous les mers** Campagnes d'explorations du *Travailleur* et du *Talisman*, par le marquis de Folin, membre de la Commission des Dragages.

FOUQUÉ. Les tremblements de terre, par Fouqué, professeur au Collège de France, membre de l'Institut.

FOVILLE. Les nouvelles institutions de bienfaisance. Les dispensaires pour enfants malades, l'hospice rural, par A. Foville, inspecteur général des établissements de bienfaisance.

FREDERICQ (L.). **La lutte pour l'existence** chez quelques animaux marins, par L. Frédéricq, professeur à l'Université de Liège.

GADEAU de KERVILLE. Les animaux lumineux, par Henri Gadeau de Kerville.

GALEZOWSKI et KOPFF. Hygiène de la vue, par les docteurs Galezowski et Kopff.

GARNIER (L.). **Ferments et Fermentations,** étude biologique des ferments, rôle des fermentations dans la nature et dans l'industrie, par Léon Garnier, professeur à la Faculté de médecine de Nancy.

GAUDRY. Les ancêtres de nos animaux, dans les temps géologiques, par Albert Gaudry, professeur au Muséum, membre de l'Institut

GAUTIER (Arm.). **Le cuivre et le plomb** dans l'alimentation et l'industrie, au point de vue de l'hygiène, par A. Gautier, professeur à la Faculté de médecine de Paris.

GIRARD. Les abeilles, organes et fonctions, éducation et produits, miel et cire, par Maurice Girard, président de la société entomologique de France.

GRAFFIGNY (H. de). **La navigation aérienne** et les ballons dirigeables.

GUN (le colonel). **L'Electricité appliquée à l'art militaire,** par le Colonel Gun.

— **L'artillerie actuelle,** canons, poudres, fusils et projectiles, par le Colonel Gun.

HERZEN. Le cerveau et l'activité célébrale, au point de vue psychophysiologique, par A. Herzen, professeur à l'Académie de Lausanne.

IMBERT. Les anomalies de la vision, par Imbert, professeur à l'Ecole de pharmacie de Montpellier, 1 vol. in-16 avec figures.

KNAB (M.). **Les Minéraux utiles et l'exploitation des mines**, par M. Knab, répétiteur à l'Ecole centrale.

LARBALETRIER (A.). **L'Alcool** au point de vue chimique, agricole, industriel, hygiénique et fiscal, par A. Larbalétrier, professeur à l'Ecole d'Agriculture du Pas-de-Calais.

LEFEVRE (J.). **La Photographie** et ses applications aux sciences, aux arts et à l'industrie, par Julien Lefèvre, professeur à l'Ecole des sciences de Nantes.

LORET. **L'Egypte au temps des Pharaons**, par Loret, maître de conférences à la Faculté des lettres de Lyon.

MARION. **Sur les plages des côtes de France**, la vie des êtres de la mer, par A.-F. Marion, professeur de zoologie à la Faculté des Sciences de Marseille.

— **Les laboratoires de zoologie marine.**

MONIEZ (L.). **Les Parasites de l'Homme** (animaux et végétaux), par L.-R. Moniez, professeur à la Faculté de médecine de Lille.

MONTILLOT. **La Télégraphie actuelle**, par Montillot, professeur de télégraphie militaire à l'Ecole de Saumur

MOREAU de Tours. **La Folie chez les enfants.**

— **Fous et Bouffons**, étude physiologique, psychologique et historique.

PERRIER (Ed.). **Le Transformisme**, par Edmond Perrier, professeur au Muséum d'histoire naturelle,

PLANTÉ (G.). **Phénomènes électriques de l'atmosphère**, par G. Planté, lauréat de l'Institut.

QUATREFAGES. **Les Pygmées**. Les pygmées des anciens d'après la Science moderne, les Négritos ou pygmées asiatiques, les Negrillos ou pygmées africains, les Hottentots et Boschimans, par A. de Quatrefages, professeur au Muséum, membre de l'Institut.

RENAULT (B.). **Les Plantes fossiles**, par B. Renault, aide-naturaliste au Muséum d'histoire naturelle.

RIANT (A.). **Les Irresponsables devant la justice**, par le docteur A. Riant.

— **Hygiène des orateurs**, hommes politiques, magistrats, avocats, prédicateurs, professeurs, artistes et de tous ceux qui sont appelés à parler en public.

RICHE. **Monnaies et bijoux**, garantie et poinçonnage, par Riche, directeur des Essais à la Monnaie de Paris.

SAPORTA (A. de). **Les théories et les notations de la chimie moderne**, par le Comte Ant. de Saporta.

SAPORTA (G. de). **Origine paléontologique des arbres cultivés ou utilisés par l'homme**, par G. de Saporta, correspondant de l'Institut de France.

SCHMITT. **Microbes et maladies**, par J. Schmitt, professeur agrégé à la Faculté de médecine de Nancy.

SIMON. **Le monde des rêves**. Le rêve, l'hallucination, le somnambulisme et l'hypnotisme, l'illusion, les paradis artificiels, etc., par P. Max Simon, médecin en chef de l'asile d'aliénés de Lyon. *Deuxième édition.*

VUILLEMIN (P.). **La Biologie végétale**, par P. Vuillemin, professeur d'histoire naturelle à la Faculté de médecine de Nancy.

BIBLIOTHÈQUE DES CONNAISSANCES UTILES

Nouvelle Collection de volumes in-16,
comprenant 400 pages, illustrés de figures et cartonnés

Prix de chaque volume cartonné : 4 francs

La Bibliothèque des Connaissances utiles a pour but de vulgariser les notions usuelles que fournit la science, et les applications sans cesse plus nombreuses qui en découlent pour les Arts, l'Industrie et l'Économie domestique.

Son cadre comprend donc l'universalité des sciences, en tant qu'elles présentent une utilité pratique, au point de vue soit du bien-être, soit de la santé. C'est ainsi qu'elle abordera les sujets les plus variés : *industrie agricole et manufacturière, chimie pratique, médecine populaire, hygiène usuelle,* etc.

Ceux qui voudront bien recourir à cette *Bibliothèque* recueilleront nombre de renseignements pratiques, d'une utilité générale et d'une application journalière.

BUCHARD. Les constructions agricoles et l'Architecture rurale. 1 vol. in-16, avec 80 figures, cartonné.

ESPANET. La pratique de l'homéopathie simplifiée, *Troisième édition.* 1 vol. in-16, cartonné.

FERRAND et DELPECH. Premiers secours en cas d'accidents et d'indispositions subites, par E. Ferrand et A. Delpech, membre de l'Académie de médecine. *Troisième édition.* 1 vol. in-16, avec 50 fig., cartonné.

FERVILLE. L'Industrie laitière, le lait, le beurre et les fromages, 1 vol. in-16, avec 80 figures, cartonné.

GRAFFIGNY (de). Les industries d'amateurs, le papier, le bois, le verre, la porcelaine et le fer. 1 vol. in-16, avec 180 figures cart.

HÉRAUD. Les secrets de l'économie domestique à la ville et à la campagne, recettes, formules et procédés d'une utilité générale et d'une application journalière, par le professeur A. Héraud. 1 vol. in-16, avec 180 figures, cartonné.

— **Les secrets de la science et de l'industrie,** recettes, formules et procédés d'une utilité générale et d'une application journalière. 1 vol. in-16, avec 165 figures, cartonné.

— **Les secrets de l'alimentation.** 1 vol. in-16, avec fig. cart.

LEBLOND et BOUVIER. La gymnastique et les exercices physiques, 1 vol. in-16, avec 80 figures, cartonné.

LEFÈVRE. L'électricité à la maison, 1 vol. in-16, avec 100 figures, cartonné.

RICHE. L'art de l'essayeur, par A. Riche, directeur des essais à la Monnaie de Paris. 1 vol in-16, avec 94 figures, cartonné.

TASSART. Les Matières colorantes et la Teinture, par M. Tassart, ingénieur, répétiteur à l'École centrale des arts et manufactures, 1 vol. in-16, avec figures, cartonné.

St-VINCENT. Nouvelle médecine des familles, à la ville et à la campagne, à l'usage des familles, des maisons d'éducation, des écoles communales, des curés, des sœurs hospitalières, des dames de Charité et de toutes les personnes bienfaisantes qui se dévouent au soulagement des malades, par le Dr A.-C. de Saint-Vincent. *Neuvième édition,* revue et corrigée, 1 vol. in-16, avec 142 figures, cartonné.

PETITE BIBLIOTHÈQUE MÉDICALE

A 2 FR. LE VOLUME

Nouvelle collection de volumes in-16 comprenant 200 pages et illustrés de figures.

BALL. La folie érotique, par B. BALL, professeur à la Faculté de médecine, membre de l'Académie de médecine.

BOERY. Les plantes oléagineuses et leurs produits (huiles et tourteaux) et les plantes alimentaires des pays chauds (cacao, café, canne à sucre etc.).

BOURGEOIS. Les passions dans leurs rapports avec la santé et les maladies, par le Dr L. X. BOURGEOIS.

CORFIELD. Hygiène de la maison, par W. H. CORFIELD, professeur au Collège de l'Université de Londres.

CORLIEU. La prostitution à Paris, par le Dr A. CORLIEU, 1 vol.

DÉCHAUX. La femme stérile. *Deuxième édition.* 1 vol.

GOURRIER. Les lois de la génération, sexualité et conception.

GIRARD et de BREVANS. La Margarine, fabrication, valeur hygiénique, recherche, dosage dans les beurres, législation comparée, 1 vol.

GROS. Mémoires d'un estomac, par Dr H. GROS, 1 vol.

JOLLY. Le tabac et l'absinthe, leur influence sur la santé publique sur l'ordre moral et social. *Deuxième édition.* 1 vol.

— **Hygiène morale**. L'homme, la vie, l'instinct, la curiosité, l'imitation, l'habitude, la mémoire, l'imagination, la volonté, 1 vol.

MURRELL. La pratique du massage, action physiologique, emploi thérapeutique. Introduction par le Dr DUJARDIN-BEAUMETZ, membre de l'Académie de médecine, 1 vol.

PÉRIER (E.) La première enfance, guide hygiénique des mères et des nourrices. 3e *édition.*

— **La seconde enfance**, guide hygiénique des mères et des personnes appelées à diriger l'éducation de la jeunesse.

RECLUS. Manuel de l'herboriste. Traité des propriétés médicinales des plantes indigènes et exotiques.

EN DISTRIBUTION

CATALOGUE GÉNÉRAL DES LIVRES DE SCIENCES CHIMIQUES, PHYSIQUES, NATURELLES ET MÉDICALES.

Grand in-8, 96 pages à deux colonnes, avec table méthodique — Il sera envoyé *gratis* et *franco* à toute personne qui en fera la demande par lettre affranchie

BIBLIOGRAPHIE DES SCIENCES MÉDICALES

INDEX MÉTHODIQUE ET CATALOGUE DESCRIPTIF
DES LIVRES ET JOURNAUX, ANCIENS ET MODERNES, FRANÇAIS ET ÉTRANGERS
SUR LES SCIENCES MÉDICALES

1 vol. in-8 de XXXII-480 pages............................ 2 fr. 50

Le prix de ce catalogue sera remboursé, par déduction, sur le total de la facture, à tout acheteur d'au moins 20 fr. de livres.

ALIX. *Voyez* CUYER et ALIX. **Le Cheval.**

ANDOUARD. Nouveaux éléments de pharmacie, par ANDOUARD, professeur à l'école de médecine de Nantes. 3e *édition.* 1886, 1 vol. in-8 de 950 p. avec 150 figures.... 16 fr.

ANGER. Nouveaux éléments d'anatomie chirurgicale par BENJAMIN ANGER, chirurgien des hôpitaux, professeur agrégé à la Faculté de Médecine. 1869, 1 vol. gr. in-8 de XVI-1056 pages avec 1079 figures et 1 Atlas in-4 de 12 planches gravées et coloriées ...... 40 fr.
Séparément, le texte, 1 vol. in-8 ... 20 fr.
Séparément, l'Atlas, 1 vol. in-4 ... 25 fr.

ANGLADA. Études sur les maladies nouvelles et les maladies éteintes, pour servir à l'histoire des évolutions séculaires de la pathologie. 1869. 1 vol. in-8 de 700 pages... 8 fr.

Annales d'hygiène publique et de médecine légale, par BERTIN, BROUARDEL, CHARRIN, L. COLIN, DU MESNIL. GARNIER (de Nancy). P. GARNIER, CH. GIRARD, HUDELO, JAUMES, LACASSAGNE, G. LAGNEAU, LHOTE, LUTAUD, MORACHE, MOTET, POINCARÉ, POUCHET, REUSS, RIANT, VIBERT, avec une revue des travaux français et étrangers.
Paraissant tous les mois par cahiers de 6 feuilles in-8, avec pl.
Prix de l'abonnement annuel : Paris, 22 fr. Départements, ... 24 fr.
Union postale ... 25 fr.
PREMIÈRE SÉRIE, collection complète (1829 à 1853), dont il ne reste que peu d'exemplaires, 50 volumes in-8, avec figures ... 500 fr.
Tables alphabétiques par ordre des matières et des noms d'auteurs des Tomes I à L. (1829 à 1853), 1855, in-8. 136 pages à 2 col... 3 fr. 50
SECONDE SÉRIE, collection complète (1854 à 1878), 50 vol. in-8, avec figures ... 470 fr.
Tables alphabétiques, par ordre des matières et des noms d'auteurs des Tomes I à L (1854 à 1878), 1880, in-8. 130 p. à 2 col. ..... 3 fr. 50.
TROISIÈME SÉRIE, années 1879 à 1888, 20 vol. in-8 avec fig. et pl. 220 fr.
Chaque année séparément, jusqu'à 1871 inclus ... 18 fr.
— Depuis 1872 jusqu'à 1875, 20 fr. — Depuis 1876 ... 22 fr.
On ne vend pas séparément : 1re *série*, tomes I et II (1829), tomes XI et XII (1834), tomes XV et XVI (1836). — 2e *série*, tomes XI et XII (1859) tomes XXXI et XXXII (1869).

ARNOULD. Nouveaux éléments d'hygiène, par JULES ARNOULD, professeur d'hygiène à la Faculté de médecine de Lille. *Deuxième édition* 1888, 1 vol. gr. in-8 de 1360 pages, avec 284 figures, cartonné .. 20 fr.

ARTIGALAS. Des asphyxies toxiques. 1882, in-8....... 3 fr. 50

BARROIS. (CH.) **Recherches sur le terrain crétacé** supérieur de l'Angleterre et de l'Irlande. 1877, 1 volume in-4 avec cartes et coupes... 12 fr.

BEALE. De l'Urine, des dépôts urinaires et des calculs, de leur composition chimique, de leurs caractères physiologiques et pathologiques et des indications thérapeutiques qu'ils fournissent dans les traitements des maladies. Traduit par A. OLLIVIER et BERGERON. 1865, 1 vol. in-18 avec 136 fig ... 7 fr.

BEAUNIS. Nouveaux éléments de physiologie humaine, comprenant les principes de la physiologie comparée et de la physiologie générale, par H. BEAUNIS, professeur à la Faculté de médecine de Nancy. *Troisième édition.* 1888, 2 vol. gr. in-8 de 1484 p. avec 513 figures, cartonné ... 25 fr.

BEAUNIS et BOUCHARD. Nouveaux éléments d'anatomie descriptive et d'embryologie, par H. BEAUNIS et BOUCHARD, professeur à la Faculté de médecine de Bordeaux. *Quatrième édition.* 1885, 1 vol. gr. in-8 de 1072 pages avec 456 figures. Cart. .... 20 fr.

BEAUNIS et BOUCHARD. Précis d'anatomie et de dissection. 1877, 1 vol. in-18, 450 pages.... 4 fr. 50

BECAVIN. L'Ecole de Salerne et les médecins salernitaires. 1888. gr. in-8.... 2 fr. 50

BELOUS (F.). **Etude sur les phénomènes morbides liés à l'action** exercée par les maladies infectieuses sur les centres nerveux, par le docteur F. Belous, interne à l'asile de Brou, 1888, gr. in-8 de 100 pages avec 1 pl.... 2 fr. 50

BERGERET (L.-F.). **Des fraudes dans l'accomplissement des fonctions génératrices,** causes, dangers et inconvénients pour les individus, la famille et la société, remèdes. 12e *édition.* 1884, 1 vol. in-18.... 2 fr. 50

— **Les passions** dangers et inconvénients pour les individus, la famille et la société. hygiène morale et sociale. 1878. 1 vol. in-18..... 2 fr. 50

— **De l'abus des boissons alcooliques,**, dangers et inconvénients pour les individus, la famille et la société. Moyens de modérer les ravages de l'ivrognerie. 1870. 1 vol. in-18 jésus de VIII-380 pages. ... 3 fr.

BERGERON (Alb.). **Précis de petite chirurgie et de chirurgie d'urgence.** 1882, 1 vol. in 18 jésus de 436 p., avec 374 figures.. 5 fr.

BERNARD (Claude). **Physiologie.** Physiologie expérimentale, substances toxiques, système nerveux, liquides de l'organisme, pathologie expérimentale, médecine expérimentale, anesthésiques et asphyxie, chaleur animale, diabète, physiologie opératoire, phénomènes de la vie, table alphabétique, par Claude Bernard, professeur au Muséum et au Collège de France, membre de l'Académie des sciences, 16 vol. in-8, avec fig.... 114 fr.

— **Leçons de physiologie expérimentale appliquée à la médecine.** 1855-1856, 2 vol. in-8, avec figures.... 14 fr.

— **Leçons sur les effets de substances toxiques et médicamenteuses.** 1857, 1 vol. in 8, avec 32 fig.... 7 fr.

— **Leçons sur la physiologie et la pathologie du système nerveux,** 1858, 2 vol. in-8, avec figures.... 14 fr.

— **Leçons sur les propriétés physiologiques et les altérations pathologiques des liquides de l'organisme.** 1859, 2 vol. in-8, avec figures.... 14 fr.

— **Introduction à l'étude de la médecine expérimentale.** 1865, 1 vol. in-8.... 7 fr.

— **Leçons de pathologie expérimentale.** 1880, 1 vol. in-8... 7 fr.

— **Leçons sur les anesthésiques et sur l'asphyxie.** 1875, 1 vol. in-8, avec figures.... 7 fr.

— **Leçons sur le diabète** et la glycogénèse animale. 1877, 1 vol. in-8.... 7 fr.

— **Leçons de physiologie opératoire.** 1879, 1 vol. in-8, avec 116 figures.... 8 fr.

— **Leçons sur les phénomènes de la vie** communs aux animaux et aux végétaux. 1878, 2 vol in-8, avec pl. col. et figures.... 15 fr.

— **L'œuvre de Claude Bernard,** introduction par Mathias Duval, notices par E. Renan, Paul Bert et Armand Moreau; table alphabétique et analytique des œuvres complètes de Claude Bernard par le Dr Roger de la Coudraie; bibliographie. 1881, 1 vol. in-8, avec un portrait de Claude Bernard.... 7 fr.

— **Portrait de Claude Bernard**.... 1 fr.

BERNARD (Claude) **et HUETTE. Précis iconographique de médecine opératoire et d'anatomie chirurgicale.** 1873, 1 vol. in-18 jésus, avec 113 planches, figures noires. Cartonné.... 24 fr.

— Le même, figures coloriées.... 48 fr.

BERNARD (H.). **Premiers secours aux blessés** sur le champ de bataille et dans les ambulances. 1870, 1 vol. in-18 de 164 pages avec 76 figures .... 2 fr.

BERT (Paul). **Leçons sur la physiologie comparée de la respiration** 1870. 1 vol. in-8 de 500 pages avec 150 figures ...... 10 fr.

BLANCHARD (E.). **Les poissons des eaux douces de la France**. Anatomie, physiologie, description des espèces, mœurs, instincts, industrie, commerce, ressources alimentaires, pisciculture, législation concernant la pêche, par Émile Blanchard, membre de l'Institut, professeur au Muséum d'histoire naturelle. 1879. 1 volume grand in-8, avec 151 fig. dessinées d'après nature et 32 pl. sur papier teinté............ 16 fr.
Relié en demi maroquin, doré sur tranches.................. 20 fr.

BLANCHARD (R.). **Traité de zoologie médicale**, par R. Blanchard, professeur agrégé à la Faculté de médecine de Paris, 1888, 1 vol. in-8 de 800 pages avec 600 fig.............................. 18 fr.

BOIVIN (Mme) **et DUGÈS**. **Anatomie pathologique de l'utérus et de ses annexes**. 1866. Atlas in-folio de 41 planches, gravées et coloriées, *représentant les principales altérations morbides des organes génitaux de la femme*, avec explication. cart.... .... 45 fr.

BONAMI. **Nouveau dictionnaire de la santé**, illustré de 702 figures intercalées dans le texte, comprenant la médecine usuelle, l'hygiène journalière, la pharmacie domestique et les applications des nouvelles conquêtes de la science à l'art de guérir, par le Dr Paul Bonami, médecin en chef de l'hospice de la Bienfaisance, lauréat de l'Académie de médecine. Structure et fonctions des organes, maladies, empoisonnements, accidents, microbes, hypnotisme, hygiène des âges et des professions, plantes médicinales, médicaments, pansements, électricité, hydrothérapie eaux minérales et bains de mer, alimentation, hygiène des villes et des campagnes. 1 volume gr. in-8 jésus de 950 pages à deux colonnes, illustré de 702 fig. d'anatomie, de physiologie, d'hygiène, de chirurgie, de thérapeutique, de matière médicale, d'histoire naturelle, de physique, de chimie, intercalées dans le texte............................ 16 fr.

BONNET. **Traité de thérapeutique des Maladies articulaires**. 1853, 1 vol. in 8 de xvIII-684 pages, avec 97 figures............. 9 fr.

— **Nouvelles méthodes de traitement des Maladies articulaires**. *Seconde édition*. 1860. 1 vol. in-8 de 356 pages avec 17 fig. 4 fr. 50

BONNIER (G.). **Les plantes des champs et des bois**. Excursions botaniques : Printemps, été, automne, hiver, par G. Bonnier, professeur à la Faculté des sciences de Paris. 1887, 1 vol. in 8, avec 873 figures dans le texte et 30 planches dont 8 en couleur......................... 24 fr.
— Cartonné.. 26 fr.

BORIUS. **Les maladies du Sénégal**. Topographie, climatologie, et pathologie. 1882, 1 vol. in-8 de 362 pages.................. ...... 7 fr.

BOUANT. **Dictionnaire de Chimie**, voy. *Dictionnaire*.

BOUCHUT (E.). **Traité pratique des Maladies des nouveau-nés**, des enfants à la mamelle et de la seconde enfance. *Huitième édition*. 1884, 1 vol. in-8 de xvII-1128 pages, avec 179 fig........ 18 fr.

— **Hygiène de la première Enfance**, guide des mères pour l'allaitement, le sevrage, le choix de la nourrice. *Huitième édition*. 1885, 1 vol in-18 jésus de vIII-460 pages. avec 53 fig. .... 4 fr.

— **La vie et ses attributs, dans leurs rapports avec la philosophie et la médecine**. 2e *édition*. 1876, 1 vol. in-18 jesus de 450 pages.. 4 fr. 50

BOUCHUT (E.). **Atlas d'ophthalmoscopie médicale** et de cérébroscopie montrant, chez l'homme et chez les animaux, les lésions du nerf optique, de la rétine et de la choroïde, produites par les maladies du cerveau, par les maladies de la moelle épinière et par les maladies constitutionnelles et humorales. 1876, 1 vol. in-4 de VIII-148 p., avec 14 pl. en chromo, comprenant 137 fig. et 19 fig. Cart .... 35 fr.

— **Traité des signes de la mort** et des moyens de prévenir les inhumations prématurées. 3e *édit.* 1883. 1 vol. in-18 jés. avec fig..... 4 fr.

— **Nouveaux éléments de pathologie générale**, comprenant la nature de l'homme, l'histoire générale de la maladie, les différentes classes de maladies, l'anatomie pathologique générale, et l'histologie pathologique, le pronostic, la thérapeutique générale. *Quatrième édition.* 1882. 1 vol. gr. in-8 de 900 pages avec 250 figures.......... .. 16 fr.

— **Traité de diagnostic et de séméiologie**. 1883. 1 vol. gr. in-8 de 92 pages avec 150 figures .... 12 fr.

— **Du Nervosisme aigu et chronique et des maladies nerveuses**. *Deuxième édition.* 1877. 1 vol. in-8 de VIII-408 pages.. 6 fr.

BOUILLET. Précis de l'histoire de la médecine, avec introduction par A. LABOULBÈNE. 1883. 1 vol. in-8 de XVI-366 pages ...... 6 fr.

BOURNET (A.) **De la criminalité en France et en Italie**. Etude médico légale, 1885. 1 vol. gr. in-8 avec pl.................. 4 fr.

BOUVERET (H.) **Traité de l'empyème**, par le Dr Louis BOUVERET, agrégé à la Faculté de médecine de Lyon. 1888, 1 vol. in-8 de 890 pag. 12 fr.

BRAIDWOOD (P.-M.). **De la Pyohémie ou fièvre suppurative**. 1870. 1 vol. in-8 avec 12 planches chromolithographiées .... 8 fr.

BRAUD. Recherches sur l'air confiné. 1880, in-8. 76 pages. 2 fr.

BREHM (A.-E.). **Les merveilles de la nature, l'homme et les animaux**. Description populaire des races humaines et du règne animal. 9 vol. gr. in-8, avec 6000 fig. et 176 pl.................. 99 fr.

Les Mammifères. Edition française, par Z. GERBE, 2 vol. gr. in-8 avec 800 figures et 40 planches..................................... 22 fr.

Les Oiseaux. Edition française, par Z. GERBE, 2 vol. gr. in-8 avec 500 figures et 40 planches.. 22 fr.

Les Reptiles et les Batraciens. Edition française, par SAUVAGE, 1 vol. grand in-8, avec 500 figures et 20 planches................... 11 fr.

Les Poissons et les Crustacés. Edition française, par SAUVAGE et KUNCKEL D'HERCULAIS, 1 vol. in-8 avec 400 figures et 20 planches.. 11 fr.

Les Insectes, les Arachnides, les Myriapodes, Edition française par J. KUNCKEL D'HERCULAIS, 2 vol. gr. in-8 avec 1800 figures et planches hors texte.. 2 fr.

Les Vers, Mollusques, Zoophytes. Edition française, par A. TREMEAU DE ROCHEBRUNE, 1 vol. gr. in-8 avec 1200 figures et 20 planches... 11 fr.

Chaque volume broché.. 11 fr.

Relié en demi-maroquin, doré sur tranches.................. 16 fr.

BRIAND et CHAUDÉ. Manuel complet de Médecine légale, contenant un *Traité élémentaire de chimie légale*, par J. BOUIS. *Dixième édition.* 1879, 2 vol. gr. in-8 avec 5 pl. gravées et 37 figures ... 24 fr.

BROCCHI (P.). **Traité de zoologie agricole**, comprenant des éléments de pisciculture, d'apiculture, de sériculture, d'ostréiculture, par P. BROCCHI, maître de conférences à l'Institut national agronomique 1886, 1 vol. in-8 de 986 pages avec 604 figures, cart................ 18 fr.

BRUCKE. Des couleurs, au point de vue physique, physiologique, artistique et industriel, traduit par P. SCHUTZENBERGER 1866, 1 vol. in-18 jésus, de 344 pages avec 46 figures .... 4 fr.

BUIGNET. Manipulations de physique. Cours de travaux pratiques. 1877, 1 vol. in-8 de 800 pages, avec 265 figures et 1 planche coloriée, cartonné.. 16 fr.

CAMPENON (V.) **Du redressement des membres par l'ostéotomie**, 1883, gr. in-8, 308 pages avec figures .... 4 fr.

CAPUS et ROCHEBRUNE (A.-Tr. de). **Guide du naturaliste préparateur et du voyageur scientifique** ou instructions pour la recherche, la préparation, le transport et la conservation des animaux, végétaux, minéraux, fossiles et organismes vivants. 2e *édition*, 1883. 1 vol. in-18 avec 22 figures, cartonné . . . . 3 fr.

Carnet (Le) du médecin praticien, formules, ordonnances, tableaux du pouls, de la respiration et de la température, comptabilité. 1 cahier oblong avec cartonnage souple. . . . . 1 fr.

CARRIÈRE (Ed.). **Le climat de l'Italie et des stations du midi de l'Europe, sous le rapport hygiénique et médical** *Deuxième édition*. 1876. 1 vol. in-8 de 640 pages . . . . 9 fr.

CARUS (V.). **Histoire de la zoologie**, depuis Aristote jusqu'à nos jours, par V. Carus, professeur à l'Université de Leipzig, annoté par A. Schneider, 1880. 1 vol. in-8, 800 pages . . . . 15 fr.

CAUVET. Nouveaux éléments d'histoire naturelle médicale. *Troisième édition*, 1885. 2 vol. in-18 jésus de 600 pages, avec 824 figures. . . . . 12 fr.

— **Nouveaux éléments de matière médicale**, comprenant l'histoire des drogues simples d'origine animale et végétale, leur constitution, leurs propriétés et leurs falsifications, 1886-1887, 2 vol. in-18 jésus, ensemble 1750 pages avec 701 figures. . . . . 15 fr.

— **Cours élémentaire de botanique**

I. *Anatomie et physiologie végétales, paléontologie, géographie.* 1885, 1 vol. in-18, 315 pages avec 404 figures . . . . 4 fr.

II. *Les familles végétales*, 1885, 1 vol. in-18, 506 p. avec 309 fig. 5 fr.

Le même, cartonné en 1 seul vol. comprenant les deux parties. . . 10 fr.

— **Procédés pratiques pour l'essai des farines**, caractères, altérations, falsifications, moyens de découvrir les fraudes, 1886, in-18 jésus avec 74 figures. . . . . 2 fr. 50

CHABANNES. Traitement de la dyspnée, 1888, in-8. . . . . . 2 fr.

CHAPUIS. Précis de toxicologie. 1882, in-18 de 700 pages avec figures cart. . . . . 8 fr.

CHARGÉ. Traitement homœopathique des maladies des organes de la respiration, cavités nasales, larynx, trachée, bronches, poumons, plèvres. *Deuxième édition*, 1878, 1 vol. in-18 de XXIII-460 pages. . . . . 6 fr.

CHARLES. Cours d'accouchements. 1887. 2 vol. in-8. . . . . 15 fr.

CHARPENTIER. Traité pratique des accouchements, par le Dr A. Charpentier, professeur agrégé à la Faculté de médecine de Paris. 1883, 2 vol. gr. in-8 de 1100 pages avec 752 fig. et 1 pl . . . . 30 fr.

CHATIN (Joannès). **Les organes des sens** dans la série animale. Leçons d'anatomie et de physiologie comparées, faites à la Sorbonne. 1880, 1 vol. in-8 de VIII-726 pages avec 136 figures. . . . . 12 fr.

CHAUFFARD (P.-E.). **La vie.** Études et problèmes de biologie générale, 1878. 1 vol. in-8 de 525 pages. . . . . 7 fr. 50

CHAUFFARD (An.). **De la fièvre traumatique** et de l'infection purulente. 1873, in-8, 229 pages . . . . 3 fr. 50

CHAUMIER (J.). **Essai sur le mal de tête**, par le Dr Johannès Chaumier, ancien interne des hôpitaux de Lyon, 1888. 1 vol. gr. in-8 de 100 pages. . . . . 2 fr. 50

CHAUVEAU. Traité d'anatomie comparée des animaux domestiques. 4e *édition*, revue et augmentée, avec la collaboration de M. Arloing. 1889. 1 vol. in-8 avec 368 figures noires et coloriées. . . . 24 fr.

CHAUVEL (J.). **Précis d'opérations de chirurgie**, par J. Chauvel, professeur de médecine opératoire à l'École du Val-de-Grâce, 2e *édition*, 1885. 1 vol. in-18 jésus de 692 p., avec 281 fig. . . . . 7 fr.

CHEVREUL. Des couleurs et de leurs applications aux arts industriels à l'aide de cercles chromatiques, 2e *édition* 1888, petit in-f°, avec 27 planches gravées sur acier et imprimées en couleur, cartonné 40 fr.

CHRÉTIEN (H.). **Nouveaux éléments de médecine opératoire.** 1881. 1 vol. in-18 de 528 p., avec 184 fig. . . . . 6 fr.

CHURCHILL (Fl.) **et LE BLOND. Traité pratique des maladies des femmes,** hors l'état de grossesse, pendant la grossesse et après l'accouchement. 3e *édition*, 1881. 1 vol. gr. in-8° de 1158 p. avec 365 fig. 18 fr.

CIVIALE. Traité pratique sur les maladies des organes génito-urinaires *Troisième édition*. 1858-1850. 3 vol. in-8, avec fig. 24 fr.

CLAUDE. Premières notions d'homœopathie à l'usage des familles *Deuxième édition*. 1883. 1 vol. in-18 de 200 p. . . . . 1 fr. 50.

COIFFIER. Précis d'auscultation. 1882. in-18, avec 71 fig. col. 3 fr.

—Médecine et thérapeutique rationnelle. 1884. 1 vol. in-18 6 fr.

COLIN (G.). **Traité de physiologie comparée des animaux,** considérée dans ses rapports avec les sciences naturelles, la médecine, la zootechnie et l'économie rurale, par G. Colin, professeur à l'école vétérinaire d'Alfort 3e *édition*, 1886-1887, 2 vol. in-8 avec 250 fig. 28 fr.

COLIN (Léon) **Traité des maladies épidémiques.** Origine, évolution, prophylaxie. 1879. 1 vol. in-8 de xx-1032 p. . . . . 16 fr.

— Traité des fièvres intermittentes. 1870. 1 vol. in-8 de 500 p. 8 fr.

—De la Variole, au point de vue épidémiologique et prophylactique. 1873, 1 vol. in-8, 200 pages avec figures . . . . 3 fr. 50

COLLINEAU. La gymnastique, notions physiologiques et pédagogiques, applications hygiéniques et médicales. 1884, 1 vol., in-8 de 824 p. avec figures . . . . 10 fr.

Comité consultatif d'hygiène publique de France (Recueil des Travaux et des actes officiels de l'Administration sanitaire).
Tome I, 1872, in-8, 8 fr. — Tome II, 1873, 2 vol. 15 fr. — Tome III, 1874, in-8, 6 fr. — Tome IV, 1875, in-8, 8 fr. — Tome V, 1876, in-8, 8 fr. — Tome VI, 1877, in-8, 8 fr. — Tome VII, 1878, in-8, 8 fr. — Tome VIII, 1879, in-8, 8 fr. — Tome IX, 1880, in-8, 8 fr. — Tome X, 1881, in-8, 8 fr. — Tome XI, 1882, in-8, 8 fr. — Tome XII, 1883, in-8, 8 fr. — Tome XIII, 1884, in-8, 8 fr. — Tome XIV, 1885, in-8, 10 fr. — Tome XV, 1886, 8 fr. — Tome XVI, 1887, 10 fr. — Tome XVII, 1888, 10 fr.

COMTE (A.). **La philosophie positive,** résumé par Jules Rig. 1881, 2 vol in-8 . . . . 20 fr.

CONTEJEAN Éléments de géologie et de paléontologie, 1874, 1 vol. in-8 de 750 p. avec 467 fig. Cartonné . . . . 16 fr.

— Géographie botanique. Influence du terrain sur la végétation, 1881 in-8, 142 pages . . . . 3 fr. 50

COQUAND. Monographie du genre Ostrea. Terrain crétacé, 1869, 1 vol. gr. in-8 et atlas de 74 planches gr. in-4 . . . . 40 fr.

—Description physique, géologique, paléontologique et minéralogique du département de la Charente 1858-1862, 2 volumes in-8 avec fig et carte coloriée . . . . 24 fr.

— Géologie et paléontologie de la région sud de la province de Constantine. 1862, 1 vol. in-8, 343 pages avec 40 planches 40 fr.

— Monographie paléontologique de l'étage aptien de l'Espagne. Marseille, 1866, 1 vol. in-8, 222 p., avec atlas gr. in-8, 28 pl . . 30 fr.

CORIVEAUD. Hygiène de la jeune fille. 1882, 1 vol. in-18, 3 fr.

— Le lendemain du mariage. Etude d'Hygiène 1884. 1 vol. in-18 3 fr.

CORLIEU (A.). **Aide-mémoire de médecine, de chirurgie et d'accouchements,** vade-mecum du praticien, par le docteur A. Corlieu, 4e *édition*. 1886, 1 vol. in-18 jésus de VIII-700 p. avec 448 fig. Cart. . . . . 6 fr.

— **Mémorandum de medicina, cirurjia y partos,** traducido por Don Calderon, 2e *édition*. 1888. 1 vol. in-18 avec fig., cartonné.. 10 fr.

CORLIEU (A.). **Les médecins grecs** depuis la mort de Galien jusqu'à la chute de l'Empire d'Occident. 1885. 1 vol. in-8 avec 1 carte. 5 fr.

CORNARO (L.). **Le régime de Pythagore,** d'après le Dr Cocchi; **De la sobriété,** conseils pour vivre longtemps, par L. Cornaro; **Le vrai moyen de vivre plus de cent ans dans une parfaite santé,** par L. Lessius, 1880, 1 vol. in-18 jésus avec 5 planches.............. 3 fr.

Sur papier de Hollande, tiré à 100 exemplaires................ 6 fr.

CORNIL. Leçons sur la syphilis faites à l'hôpital de Lourcine, 1879, 1 vol. in-8, IX-482 p. avec 9 pl. lithographiées et figures....... 10 fr.

CORRE. La pratique de la chirurgie d'urgence. 1872, 1 vol. in-18 de VIII-216 p., avec 51 figures.............................. 2 fr.

COSTE. Hypnotisme. 1888, 1 vol. in-16 de 160 p............. 2 fr.

COWLES. Les hôpitaux. Construction et organisation, par le Dr Ed. Cowles, trad. de l'anglais par M. Chaleix. In-8, 60 p. avec 15 fig.. 2 fr.

CRUVEILHIER (J.). **Anatomie pathologique du Corps humain,** ou Descriptions, avec figures lithographiées et coloriées, des diverses altérations morbides dont le corps humain est susceptible. Paris, 1830-1842, 2 volumes in-folio, avec 230 pl. col................ 456 fr.

Demi-rel., dos de maroquin, non rog. Prix pour les 2 v. gr. in-fo. 24 fr.

Ouvrage complet en 41 livraisons. Chaque livraison avec 5 pl.. 11 fr.

— **Traité d'anatomie pathologique générale.** 1864, 5 vol. in-8. 35 fr.

CUVIER (G.). **Les Oiseaux,** décrits et figurés d'après la classification de Georges Cuvier, mise au courant des progrès de la science 1870, 1 vol. in-8. avec 72 pl. contenant 464 fig. noires, 30 fr. — fig. color. 50 fr.

— **Les Mollusques.** 1868, 1 vol. in-8 av. 36 pl. contenant 520 fig. noires, 15 fr.; — fig. coloriées.. 25 fr.

— **Les Vers et les Zoophytes.** 1869. 1 vol in-8, avec 37 planches, contenant 550 fig. noires, 15 fr.: — fig color................. 25 fr.

CUYER et KUHFF. Le corps humain. Structure et fonctions, formes extérieures, régions anatomiques, situation, rapports et usages des appareils et organes qui concourent au mécanisme de la vie, démontrés à l'aide de planches dessinées d'après nature, coloriées, découpées et superposées, 1 vol. gr. in-8 de 370 pages de texte et 1 atlas de 27 pl. coloriées. Ouvrage complet, 2 vol. cart............................ 75 fr.

— *Le même*, sans les organes génitaux.............................. 70 fr.

— **Les organes génitaux de l'homme et de la femme.** 2e édition, gr. in-8, 62 p., avec 65 fig et 2 planches coloriées....... 7 fr. 50

CUYER et ALIX. Le Cheval, extérieur : régions, pied, proportions, aplombs, allures, âge, aptitudes, robes, tares, vices, vente et achat, examen critique des œuvres d'art équestre, etc.; structure et fonctions : situation, rapports, structure anatomique et rôle physiologique de chaque organe; races : origine, divisions, caractères, production et amélioration, texte par E. Alix, vétérinaire de l'armée, 1886. 1 vol. grand in-8, 703 p. avec fig. et 1 atlas de 16 planches coloriées, découpées et superposées. Ensemble 2 vol. cart.. 60 fr.

— *Séparément* : **Les allures du cheval,** démontrées à l'aide d'une planche coloriée, découpée, superposée et articulée. 1883, 44 p., avec figures.. 7 fr. 50

CYON. Principes d'électrothérapie. 1873, 1 vol. in-8 de VIII-275 p., avec figures... 4 fr.

CYR (J.). **Traité pratique des maladies du foie.** 1887, 1 vol. in-8 de 886 pages.. 12 fr.

— **Scènes de la vie médicale.** 1888, 1 vol. in-16 de 300 pages. 3 fr. 50

DALTON. Physiologie et hygiène des écoles, des collèges et des familles. 1870, 1 vol. in-18 de 500 p., avec 66 fig. . . . . 4 fr.

DAREMBERG (Ch.). Histoire des sciences médicales, comprenant l'anatomie, la physiologie, la médecine, la chirurgie et les doctrines de pathologie générale. 1870, 2 vol. in-8. . . . . 20 fr.

DAVAINE (C.). Traité des Entozoaires et des maladies vermineuses, chez l'homme et les animaux domestiques. *Deuxième édition.* 1877, 1 vol. in-8 de 1000 p., avec 5 fig. 14 fr.

DEBIERRE (Ch.). L'Hermaphrodisme, sa nature, son origine, ses conséquences sociales. 1886, gr. in-8, avec 11 figures. 1 fr.50

DECAYE. Précis de thérapeutique chirurgicale. 1882. 1 vol. in-18 de XII-572 pages. . . . . 6 fr.

DECHAUX. La saignée d'Hippocrate. 1886, in-18. . . . . . 3 fr. 50.

DEGLAND et GERBE. Ornithologie européenne, ou Catalogue descriptif, analytique et raisonné des oiseaux observés en Europe. *Deuxième édition.* Paris, 1867, 2 vol. in-8. . . . . 24 fr.

DELEFOSSE. Procédés pratiques pour l'analyse des urines, des dépôts et des calculs urinaires. *Troisième édition.* 1885, 1 vol. in-18 jésus, 176 p., avec 25 pl., comprenant 90 figures. . . . . 3 fr.

— **Pratique de la chirurgie des voies urinaires.** *Deuxième édition* augmentée d'un appendice. 1887, 1 vol. in-18 jésus de IX-585 p., avec 142 figures. . . . . 7 fr.

DELPECH (A.). Salles d'asile et écoles primaires. Premiers symptômes des maladies contagieuses qui peuvent atteindre les jeunes enfants. Instruction demandée par M. le Préfet de la Seine au Conseil d'hygiène publique et de salubrité. 1880, in-18 jésus. . . . 25 c.

DENIKER. Atlas manuel de botanique. Illustrations des familles et des genres de plantes phanérogames et cryptogames avec le texte en regard, par J. DENIKER. 1886, 1 vol. in-4, 400 p. avec 200 planches, comprenant 3,300 figures, cart. . . . . 30 fr.

DENUCÉ (P.). Traité clinique de l'inversion utérine. 1883, 1 vol. in-8 de 645 p., avec 103 figures. . . . . 12 fr.

DESHAYES (G.-P.). Description des animaux sans vertèbres découverts dans le bassin de Paris, comprenant une revue générale de toutes les espèces actuellement connues. 1860-1866. *Ouvrage complet,* 3 vol. in-4 de texte et 2 vol. in-4 de 196 planches, publié en 50 livraisons. Prix de chaque livraison, 5 fr. — Prix de l'ouvrage complet 250 fr.

— **Conchyliologie de l'île de la Réunion** (Bourbon). 1863, gr. in-8, 144 p., avec 14 planches coloriées. . . . . 10 fr.

DÉSIR de FORTUNET. Contribution à l'étude de la scrofule. Ophthalmie, dite scrofuleuse, pathogénie et traitement par H. DÉSIR DE FORTUNET, interne des hôpitaux de Lyon. 1888, gr. in-8 de 112 p. . 2 fr 50

DESPINE et PICOT. Manuel pratique des maladies de l'enfance. *Troisième édition.* 1884. 1 vol. in-18 jésus de XII-800 p. 7 fr.

DESPRÉS (A.). La prostitution en France. Etudes morales et démographiques avec une statistique générale de la prostitution en France, 1882. 1 vol. gr. in-8 de XII-208 p., avec 2 pl. lithographiées. . . . . . 6 fr.

— **La Chirurgie journalière.** Leçons de clinique chirurgicale. *Troisième édition.* 1888. 1 vol. gr. in-8 de 850 p., avec figures. . . . . 12 fr.

Dictionnaire de Chimie, comprenant les applications aux sciences, aux arts, à l'agriculture, à l'industrie, à l'usage des industriels, des fabricants de produits chimiques, des agriculteurs, des médecins, des pharmaciens, des laboratoires municipaux, de l'école centrale, de l'école des mines, des écoles de chimie, etc., par E. BOUANT, agrégé des sciences physiques, avec la collaboration de professeurs, d'ingénieurs et d'industriels. 1888, 1 vol. gr. in-8 de 1,100 pages à 2 colonnes, avec 600 figures . . . 25 fr.

**

Dictionnaire de Médecine, de Chirurgie, de Pharmacie, de l'Art vétérinaire et des sciences qui s'y rapportent, avec la synonymie *grecque, latine, allemande, anglaise, italienne, espagnole. Seizième édition*, mise au courant des sciences médicales et biologiques et de la pratique journalière, augmentée de six nouveaux glossaires, par E. LITTRÉ, membre de l'Académie française et de l'Académie de médecine. 1886, 1 vol. gr. in-8 de 1860 p., à deux colonnes, avec 550 figures... 20 fr.

Demi-reliure maroquin, plats en toile.......................... 4 fr.
Demi-reliure maroquin à nerfs, plats en toile, très soignée..... 5 fr.

Ouvrage longtemps connu sous le nom de *Dictionnaire de médecine de Nysten* et devenu classique par un succès de quinze éditions.

Atlas populaire de Médecine, de Chirurgie, de Pharmacie, de l'Art vétérinaire et des sciences qui s'y rapportent, pouvant servir de complément à tous les dictionnaires de médecine. 1885, 1 vol. gr. in-8, 48 planches, comprenant 196 figures, cartonné............ 5 fr.

Dictionnaire de la santé. Voy. BONAMI.

DONNÉ. Conseils aux mères sur la manière d'élever les enfants nouveau-nés. 7e *édition*. 1884, 1 vol. in-18 jésus de 350 p. 3 fr.

— **Hygiène des gens du monde.** *Deuxième édition*. 1879, in-18 jésus, 448 pages.. 3 fr. 50

DUBRAC. Traité de jurisprudence médicale et pharmaceutique, comprenant la législation, l'état-civil et les questions qui s'y rattachent, les dispositions à titre gratuit, la responsabilité médicale, le secret professionnel, les expertises, les honoraires des médecins et les créances des pharmaciens, l'exercice illégal de la médecine, les contraventions aux lois sur la pharmacie, la police sanitaire, les ventes de clientèle médicale, l'inaptitude au service militaire, les eaux minérales et thermales, etc. 1882, 1 vol. in-8 de 800 p.................... 12 fr.

DUCHARTRE. Éléments de Botanique, comprenant l'anatomie, l'organographie, la physiologie des plantes, les familles naturelles et la géographie botanique. *Troisième édition*. 1884, 1 vol. in-8 de 1272 p., avec 571 figures, cart..................................... 20 fr.

DUCHENNE. Mécanisme de la physionomie humaine, ou analyse électro-physiologique de l'expression des passions, publié en trois éditions :

1° *Edition* grand in-8, formant 1 vol. de 264 p., avec 9 planches représentant 144 fig. photographiées. *Deuxième édition*.......... 20 fr.

2° *Édition de luxe*, formant 1 vol. grand in-8, avec atlas composé de 74 planches photographiées, et de 9 planches représentant 144 figures. *Deuxième édition*. Cart...................................... 68 fr.

3° *Grande édition* in-folio, 84 p., texte in-folio et 84 planches, dont 74 sur plaques normales, et représentant les expériences électro-physiologiques... 200 fr.

DUPLAY. Chirurgie des organes génito-urinaires de l'homme et de la femme, par S. DUPLAY, professeur à la Faculté de médecine, G. BOUILLY, L. PICQUÉ, L. POISSON, A. POUSSON, Ed. SCHWARTZ et Paul SEGOND. 1 vol. gr. in-8 de 884 p., avec 321 figures.............. 17 fr. 50

DUPOUY. Médecine et mœurs de l'ancienne Rome d'après les poètes latins. 1885, 1 vol in-18 jésus de 430 p........... 4 fr.

DUVAL (E.). **Traité pratique et clinique d'hydrothérapie,** par E. DUVAL. 1888, 1 vol in-8 de 910 p.................................. 10 fr.

DUVAL (MATHIAS). **Précis de Technique microscopique et histologique**, ou Introduction pratique à l'anatomie générale. 1878, in-18, 313 pages, avec 43 figures .... 4 fr.

— **Cours de physiologie**, par Mathias DUVAL, professeur à la Faculté de médecine de Paris, 6e édition du *Cours de Physiologie* de KUSS et DUVAL. 1887. 1 vol. in-18 jésus, VIII-712 p., avec 206 fig., cart.. 8 fr.

— **École de Salerne** (L'), traduction en vers français, par Ch. MEAUX SAINT-MARC, avec le texte latin, précédée d'une introduction par le Dr DAREMBERG, et suivie de commentaires. 1880. 1 vol. in-18 jésus de 600 p., avec 7 figures .... 7 fr.

Papier de Hollande, tiré à 100 exemplaires .... 14 fr.

EDINGER. Leçons sur l'anatomie des centres nerveux, traduit et annoté 1889. 1 vol. in-8, avec 120 figures.

ELOUI. Recherches histologiques sur le tissu connectif de la cornée des animaux vertébrés. 1881, 1 vol. gr. in-8, avec 6 planches chromo-lithographiées .... 6 fr.

EMMET (TH. A.). **La pratique des maladies des femmes**, ouvrage traduit et annoté par A. OLIVIER, ancien interne des hôpitaux. Avec une préf. par le prof. TRÉLAT. 1887, 1 vol. gr. in-8, 860 p., avec 220 fig. 15 fr.

ENGEL. Nouveaux éléments de chimie médicale et de chimie biologique, avec les applications à l'hygiène, à la médecine légale et à la pharmacie. *Troisième édition*. 1888, 1 vol. in-8 de VIII-671 p., avec 10 fig. .... 9 fr.

ENGELMANN (G.-J.). **La pratique des accouchements chez les peuples primitifs**. Étude d'ethnographie et d'obstétrique. Édition française, avec une préface par le professeur CHARPENTIER. 1886, 1 vol. in-8, avec 83 figures .... 7 fr.

EUSTACHE (G.). **Manuel pratique des maladies des femmes**, médecine et chirurgie. 1881, 1 vol. in-18, 748 pages .... 8 fr.

FAGET (J.-C.). **Monographie sur le type et la spécificité de la fièvre jaune**. 1875, gr. in-8 de 84 p., avec 109 tracés graphiques 4 fr.

— **L'art d'apaiser les douleurs de l'enfantement**. Paris, 1880, in-8 de 89 p. .... 2 fr.

FALRET (J.-P.). **Des maladies mentales et des asiles d'aliénés**. Paris, 1864, in-8, LXX-800 p., avec 1 planche .... 11 fr.

Encyclopédie internationale de chirurgie, illustrée de figures intercalées dans le texte, par GOSSELIN, VERNEUIL, DUPLAY, professeurs à la Faculté de médecine de Paris : BOUILLY, P. SEGOND, NICAISE, ED. SCHWARTZ, G. MARCHANT, PICQUÉ, chirurgiens des hôpitaux de Paris ; OLLIER, PONCET, VINCENT, professeurs à la Faculté de médecine de Lyon, POINSOT, POUSSON, chirurgiens des hôpitaux de Bordeaux ; MAURICE JEANNEL (de Toulouse), POISSON (de Nantes), S. STRICKER, professeur à l'Université de Vienne, ALLINGHAM, R. BARWELL, F. TRÈVES, etc., (de Londres) ; H. MORRIS, TH. ANNANDALE (d'Edimbourg) : J. ASHHURST, SOLIS, COHEN, PACKARD, WHITE, etc. (de Philadelphie) ; VAN BUREN, STURGIS, J. LIDELL, etc. (de New-York) ; ANDREWS (de Chicago), FENWICK (de Montréal), etc., etc. Ouvrage complet. 1888, 7 vol. gr. in-8, comprenant ensemble 6,680 p. à 2 colonnes, avec 2,768 figures .... 122 fr. 50

Chaque volume se vend séparément .... 17 fr. 50

TOME I. *Pathologie chirurgicale. — Maladies chirurgicales infectieuses et virulentes.*

TOME II. *Chirurgie générale. — Maladies chirurgicales communes aux divers tissus organiques.*

TOME III. *Peau, tissu cellulaire, bourses séreuses, lymphatiques, vaisseaux sanguins et nerfs.*

TOME IV *Os, articulations, résections et tumeurs.*
TOME V. *Tête, yeux, oreilles, bouche, face, nez, dents, cou et rachis.*
TOME VI. *Voies aériennes, thorax, seins. — Abdomen, rectum et anus. — Orthopédie.*
TOME VII. *Maladies des organes génito-urinaires de l'homme et de la femme.*

Grâce au concours des savants français et étrangers les plus illustres, cet important ouvrage a pu être entièrement achevé en moins de 4 années, et ses premiers comme ses derniers volumes sont exactement au courant des progrès de la science contemporaine. Il forme le traité le plus complet de pathologie externe et de médecine opératoire.

FAU et CUYER. Anatomie artistique du corps humain. Planches, par le docteur FAU, texte avec figures, par E. Cuyer. 1886, in-8, 208 p. et 17 pl. Fig. noires, 6 fr — Fig. color.................. 12 fr.

FELTZ. Traité clinique et expérimental des embolies capillaires. *Deuxième édition*, 1870, in-8 de 450 pages, avec 11 planches chromolithographiées, comprenant 90 dessins.................. 12 fr.

FERRAND (A.). Traité de thérapeutique médicale, ou guide pour l'application des principaux modes de médication à l'indication thérapeutique et au traitement des maladies, par le docteur A. FERRAND, médecin des hôpitaux. *Deuxième édition* contenant un *formulaire des médicaments nouveaux.* 1886, 1 vol. in-18 jésus de 902 pag., cart.. 9 fr.

FERRAND (E.). Aide-mémoire de pharmacie. vade-mecum du pharmacien à l'officine et au laboratoire. *Quatrième édition*, comprenant les médicaments nouveaux et les formules nouvelles en concordance avec le Codex de 1884. Paris, 1885, 1 vol in-18 jésus de 815 pages, avec 188 fig. cart.. 7 fr.

FEUCHTERSLEBEN. Hygiène de l'âme, traduit de l'allemand. *Troisième édition.* Paris, 1870. 1 vol. in-18 de 260 p......... 2 fr. 50

FOLEY. Étude sur la statistique de la Morgue. Paris, 1880, in-8 de 84 p., avec 15 figures .... 2 fr.

FONSSAGRIVES. Hygiène et assainissement des villes. Campagnes et villes ; conditions originelles des villes ; rues ; quartiers ; plantations; promenades; éclairage; cimetières; égoûts; eaux publiques ; atmosphères; population ; salubrité; mortalité. Paris, 1874, 1 vol. in-8 de XII-568 pages .... 8 fr.

— **Thérapeutique de la phthisie pulmonaire** basée sur les indications. *Deuxième édition.* 1880, in-8, LXIV-560 pages .... 9 fr.

— **Principes de thérapeutique générale** ou le médicament étudié aux points de vue physiologique, posologique et clinique. *Deuxième édition*, 1884, 1 vol. in-8 de 590 pages........................... 9 fr.

— **Hygiène alimentaire** des malades, des convalescents et des valétudinaires, ou du régime envisagé comme moyen thérapeutique. *Troisième édition*, 1881, 1 vol. in-8 de XXXII-670 pages...................... 9 fr.

— **Traité d'hygiène navale.** *Deuxième édition*, complètement remaniée et mise soigneusement au courant des progrès de l'art nautique et de l'hygiène générale. 1877. 1 vol. in-8. XVI-920 p. et 145 fig....... 15 fr.

FOURNIER (H.). De l'Onanisme, causes, dangers et inconvénients pour les individus, la famille et la société, remèdes. *Troisième édition*, 1885, 1 vol. in-18 jésus, de 175 pages. .... 2 fr.

FOVILLE (ACH.) Les aliénés aux États-Unis, législation et assistance. 1873, in-8 de 118 pages.............................. 2 fr 50

— **Les aliénés.** Etude pratique sur la législation et l'assistance qui leur sont applicables. 1870, 1 vol. in-8 de XIV-207 pages... .... 3 fr.

— **La législation** relative aux aliénés en Angleterre et en Ecosse 1885, in-4, 208 pages.. 5 fr.

FOX. Iconographie photographique des maladies de la peau, par G.-H. Fox, professeur de clinique dermatologique à New-York, 1882, 1 vol. in-4, 48 planches photographiées d'après nature, coloriées à la main, cartonné.......... 120 fr.

FRERICHS. Traité pratique des maladies du foie et des voies biliaires. *Troisième édition.* 1877. 1 vol. in-8 de xvi-896 p., avec 158 figures.......... 12 fr.

— **Traité du diabète.** 1885, 1 vol. gr. in 8, avec 5 pl. chromolithogr. et fig.......... 12 fr.

GALEZOWSKI. Traité des maladies des yeux. *Troisième édition*, 1888, 1 vol. in-8 de xvi-1020 p. avec 483 fig.......... 20 fr.

— **Traité iconographique d'ophthalmoscopie**, comprenant la description des différents ophthalmoscopes, l'exploration des membranes internes de l'œil et le diagnostic des affections cérébrales et constitutionnelles. *Deuxième édition.* 1885, 1 vol. in-4 de 281 p., avec 28 pl. chromolithographiées, cartonné.......... 35 fr.

— **Echelles optométriques et chromatiques** pour mesurer l'acuité de la vision, les limites du champ visuel et la faculté chromatique, accompagnées de tables synoptiques pour le choix des lunettes, 1883, in-8, 34 pl. noires et coloriées, cart.......... 7 fr. 50

— **Echelles portatives des caractères et des couleurs**, pour mesurer l'acuité visuelle. 1880, in-18, 34 pl., cartonné.......... 2 fr. 50

— **Du diagnostic des maladies des yeux**, par la chromatoscopie rétinienne. 1868, 1 vol. in-8 de 207 p. avec 31 figures, une échelle chromatique comprenant 44 teintes et cinq échelles typographiques tirées en noir et en couleurs.......... 7 fr.

GALEZOWSKI et DAGUENET. Diagnostic et traitement des affections oculaires, 1886, 1 vol. grand in-8.......... 18 fr.

GALIEN. Œuvres anatomiques, physiologiques et médicales, traduites par le Dr Ch. Daremberg. Paris, 1854-1857, 2 vol. gr. in-8 de 800 p.......... 20 fr.

GALISSET et MIGNON. Nouveau traité des vices rédhibitoires ou Jurisprudence vétérinaire, contenant la législation et les garanties dans les ventes et échanges d'animaux domestiques, la procédure à suivre, la description des vices rédhibitoires, le formulaire des expertises, procès-verbaux et rapports judiciaires, et un précis des législations étrangères. *Troisième édition.* 1864, in-18 jésus de 542 p.......... 6 fr.

GALLARD. Clinique médicale de la Pitié, 1877, 1 vol. in-8 de de xliv-636 p., avec 25 fig.......... 10 fr.

— **Leçons cliniques sur la menstruation** et ses troubles. 1885, 1 vol. in-8, 325 p avec 37 fig.......... 6 fr.

— **Leçons cliniques sur les maladies des ovaires**. 1886, 1 vol. in-8, avec 47 figures.......... 8 fr.

GALLOIS (E). **Manuel de la sage-femme** et de l'élève sage-femme, par (E.) Gallois, professeur à l'Ecole de médecine de Grenoble 1886, in-18, 640 p. avec fig.......... 6 fr.

GALLOIS (N). **Formulaire de l'Union médicale. Douze cents formules** favorites des médecins français et étrangers. *Quatrième édition*, 1888. 1 vol. in-32 de xxviii-662 p., cart.......... 3 fr. 50

GALOPEAU. Manuel du pédicure ou l'Art de soigner les pieds, par Galopeau. 1877, 1 vol. in-18. 132 p, avec 28 fig.......... 2 fr.

GAUJOT et SPILLMANN (E). **Arsenal de la chirurgie contemporaine**. Description, mode d'emploi et appréciation des appareils et instruments en usage pour le diagnostic et le traitement des maladies

chirurgicales, l'orthopédie, la prothèse, les opérations simples, générales, spéciales et obstétricales, 1867-1872, 2 vol. in-8, avec 1.437 fig. 32 fr.
— *Séparément* : Tome II, 1 vol. in-8 de 1 086 p., avec 1.437 fig. 18 fr.

GAUTIER (A.), **La sophistication des vins**, méthodes analytiques et procédés pour reconnaître les fraudes, par A. GAUTIER, professeur de la Faculté de médecine. *Troisième édition*. 1884, 1 vol. in-18 jésus de 268 p., avec une planche comprenant 53 tons de vin.. .... 4 fr. 50

GAUTIER (L.-M.). **Les champignons**, considérés dans leurs rapports avec la médecine, l'hygiène publique et privée, l'agriculture, l'industrie, et description des principales espèces, comestibles, suspectes et vénéneuses de la France. 1884. 1 vol. grand in-8 de 508 p., avec 16 pl. chromolithographiées et 195 figures... .... 24 fr.

GAUVRY. Action de l'eau chaude sur l'utérus. 1887, in-8. 4 fr.

GAVOY. L'Encéphale, description iconographique du cerveau, du cervelet et du bulbe. 1886, in-4, 200 p., avec atlas de 59 planches en glyptographie. Ensemble, 2 vol. cart.......................... 100 fr.

GELLÉ. Précis des maladies de l'oreille, comprenant l'anatomie, la physiologie, la pathologie, la thérapeutique, la prothèse, l'hygiène, la médecine légale, la surdité et la surdi-mutité et les maladies du pharynx et des fosses nasales. 1885, 1 vol. in-18, 708 p., avec 157 fig.... 9 fr.

GERBAUD. De la rétention du placenta et des membranes dans l'avortement. 1886, gr. in-8, 224 p.................. 4 fr.

GERMAIN (de Saint-Pierre). **Nouveau Dictionnaire de botanique**, comprenant la description des familles naturelles, les propriétés médicales et les usages économiques des plantes, la morphologie et la biologie des végétaux (étude des organes et étude de la vie). Paris, 1870, 1 vol. in-8 de XVI-1388 p., avec 1 640 fig. .. .. 25 fr.

GILLETTE. Chirurgie journalière des hôpitaux de Paris, répertoire de thérapeutique chirurgicale. Paris, 1878. 1 vol. in-8 de XVI-772 p., avec 662 fig., cart.................................. 12 fr.
— **Clinique chirurgicale des hôpitaux de Paris.** Paris, 1877, 1 vol. in-8, 324 p., avec fig.................................. 5 fr.

GIRARD (H.) **Études pratiques sur les maladies nerveuses et mentales.** 1863, 1 vol. grand in-8 de 234 p.................. 12 fr.

GIRARD (M.) **Les insectes. Traité élémentaire d'Entomologie**, comprenant l'histoire des espèces utiles et leurs produits, des espèces nuisibles et des moyens de les détruire, l'étude des métamorphoses et des mœurs, les procédés de chasse et de conservation, par MAURICE GIRARD, président de la Société entomologique de France. Ouvrage complet, 1873-1885, 3 vol. in-8, avec atlas de 118 pl. Figures noires, 100 fr. — Figures coloriées.. 170 fr.

GIRAUD-TEULON (F.) **La vision et ses anomalies**, cours théorique et pratique sur la physiologie et les affections fonctionnelles de l'appareil de la vue, 1881, gr. in-8, 936 p., avec 117 fig........ 20 fr.

GIROD. Manipulations de botanique. Guide pour les travaux d'histologie végétale par PAUL GIROD, professeur à la Faculté des Sciences de Clermont-Ferrand. 1887, in-8, av. 20 pl........................ 7 fr.

GODET. Les Japonais chez eux, étude d'hygiène, 1881, 1 vol. in-8 .... 2 fr. 50

GODRON (D.-A.) **De l'espèce et des races dans les êtres organisés**, et spécialement de l'unité de l'espèce humaine. *Deuxième édition*. Paris, 1872, 2 vol. in-8.................................. 12 fr.

GOFFRES. Précis iconographique de bandages, pansements et appareils. *Nouveau tirage*. 1887, 1 vol. in-18 jésus, 596 p., avec 81 pl. figures coloriées, cartonné............................ 36 fr.
Figures noires, cartonné.................................. 18 fr.

GORDON. Traité expérimental d'électricité et de magnétisme, précédé d'une introduction par M. A. CORNU (de l'Institut), 1881, 2 vol. in-8, ensemble 1,332 p., avec 371 fig. et 58 pl. noires et col..... 35 fr.

GOYAU. Traité pratique de maréchalerie, comprenant le pied du cheval, la maréchalerie, la ferrure appliquée aux divers genres de service, la médecine et l'hygiène du pied. 1882, 1 vol. in-18, 528 p., avec 364 figures ..... 10 fr.

GRAEFE. Clinique Ophthalmologique. 1866, 1 vol. in-8, avec 21 figures..... 8 fr.

GRENIER. Flore de la chaîne jurassique. Edition complète, précédée de la *Revue de la Flore du mont Jura*, 3 parties formant 1 vol. in-8 de 1,092 p., cart..... 12 fr.

GRIESINGER. Traité des maladies infectieuses. Maladies des marais, fièvre jaune, maladies typhoïdes (fièvre pétéchiale ou typhus des armées, fièvres typhoïdes, fièvre récurrente ou à rechutes, typhoïde, bilieuse, peste), choléra. *Deuxième édition* revue et annotée par le Dr E. VALLIN. 1877, 1 vol. in-8, XXII-742 p..... 10 fr.

GRISOLLE. Traité de la pneumonie. 1864, 1 vol, in-8..... 9 fr.

GROSS (V.). Archéologie préhistorique. La Tène, un oppidum helvète par VICTOR GROSS. 1887, 1 vol. in-4 de 62 p., avec fig. et 13 pl. en phototypie, figurant 240 objets. Cart..... 8 fr.

GUARDIA (J.-M.). La médecine à travers les siècles. Histoire et philosophie. 1865, 1 vol. in-8 de 800 p..... 10 fr.

GUBLER (A.). Cours de thérapeuthique. 1880, 1 vol. in-8 de 600 p..... 9 fr.

GUBLER (A.) et LABBÉE. Commentaires thérapeutiques du Codex médicamentarius ou histoire de l'action physiologique et des effets thérapeutiques des médicaments inscrits dans la pharmacopée. *Troisième édition*, revisée d'après le Codex de 1884. 1885, 1 vol. grand in-8. Cartonné ..... 16 fr.

GUEGUEN. Etude sur la marche de la température dans les fièvres intermittentes et les fièvres éphémères. 1878, in-8 avec planches graphiques..... 5 fr.

GUÉRIN (ALPH.). Du pansement ouaté et de son application à la thérapeutique chirurgicale par Alph. GUÉRIN, chirurgien de l'Hôtel-Dieu 1885, in-18, 392 p., avec figures..... 4 fr.

GUIBOURT. Histoire naturelle des drogues simples. *Septième édition* par G. PLANCHON, professeur à l'Ecole de pharmacie. 1876, 4 forts vol. in-8, avec 1,077 figures..... 36 fr.

GUNTHER. Nouveau manuel de médecine vétérinaire homœopathique. *Deuxième édition*. 1871, 1 vol. in-18 de XXII-504 p., avec 34 figures..... 5 fr.

GUYON (F.). Eléments de chirurgie clinique, comprenant le diagnostic chirurgical, les opérations en général, l'hygiène, le traitement des blessés et des opérés, par J.-C. Félix GUYON, professeur à la Faculté de Paris. 1873, 1 vol. in-8 de XXXVIII-672 p., avec 63 figures..... 12 fr.

— **Leçons cliniques sur les maladies des voies urinaires,** professées à l'hôpital Necker. *Deuxième édition*. 1885, 1 vol. in-8, de 1,000 p., avec 46 figures..... 16 fr.

— **Leçons cliniques sur les affections chirurgicales de la vessie et de la prostate.** 1888, 1 vol. gr. in-8, de 1,100 pages.. 16 fr.

HAHNEMANN. Exposition de la doctrine médicale homœopathique, ou Organon de l'art de guérir. *Cinquième édition*, 1873, 1 vol. in-8 de 640 p., avec portrait..... 8 fr.

HAHNEMANN. Traité de matière médicale homœopathique, comprenant les pathogénésies du Traité de matière médicale pure et du Traité des maladies chroniques. Traduit par Léon SIMON, et V.-P. Léon SIMON, de l'hôpital Hahnemann. 1877-1885. t. I, II et III, in-8.... 24 fr.

— **Etudes de médecine homœopathique.** 1855, 2 vol. in-8. 14 fr.

HALLOPEAU. Traité élémentaire de pathologie générale, comprenant la pathogénie et la physiologie pathologique, par H. HALLOPEAU, professeur agrégé à la Faculté de médecine. *Deuxième édition*, 1887, In-8, avec 145 figures.................................. 12 fr.

— **Du mercure,** action physiologique et thérapeutique. 1878, gr. in-8, 275 p.. 5 fr.

HAMILTON (H.). **Traité pratique des fractures et des luxations.** Traduit et augmenté de nombreuses additions par G. POINSOT, professeur agrégé à la Faculté de médecine de Bordeaux. 1884, 1 vol. gr. in-8 de 1,284 p., avec 514 figures........................... 24 fr.

HAMMOND. Traité des maladies du système nerveux comprenant les maladies du cerveau, les maladies de la moelle et de ses enveloppes, les affections cérébro-spinales, les maladies du système nerveux périphérique et les maladies toxiques du système nerveux. Traduction française, augmentée de notes et d'un appendice, par le Dr F. LABADIE-LAGRAVE. 1879, 1 vol. gr. in-8 de XXIV-1300 p., avec 116 fig. cart. 22 fr.

HARDY (ALFRED). **Traité pratique et descriptif des maladies de la peau,** par Alfred HARDY, professeur à la Faculté de médecine de Paris. 1886. 1 vol. in 8, avec fig. cart.......................... 18 fr.

HARRIS, AUSTEN et ANDRIEU. Traité théorique et pratique de l'art du dentiste. 1884, 1 vol. in-8 de 1,200 p., avec figures Cartonné.. 20 fr.

HÉRAUD. Nouveau dictionnaire des plantes médicinales, description, habitat et culture, récolte, conservation, partie usitée, composition chimique, formes pharmaceutiques et doses, action physiologique, usages dans le traitement des maladies. *Deuxième édition*. 1884, 1 vol. in-18, de 620 p., avec 273 figures, cartonné.................. 6 fr.

— **Jeux et récréations scientifiques,** applications usuelles des mathématiques, de la physique, de la chimie et de l'histoire naturelle. 1884, 1 vol. in-18 jésus, de 636 p., avec 297 figures, cart............ 6 fr.

HERING. Médecine homœopathique domestique. Traduction nouvelle par Léon SIMON. 6e *édition*. 1873, 1 vol. in-12, XXII-756 p., avec 169 figures, cartonné.. 7 fr.

HIPPOCRATE. Œuvres complètes, traduction nouvelle, avec le texte en regard, suivie d'une table des matières, par E. LITTRÉ. Ouvrage complet. Paris. 1839-1861, 10 vol. in-8 de 700 p. chacun....... 100 fr.

HIRSCHEL. Guide du médecin homœopathe au lit du malade, et repertoire de thérapeutique homœopathique. Traduction par V.-Léon SIMON. 2e *édition*. 1874, 1 vol. in-18 jésus de XXIV-540 p........ 5 fr.

HOLMES (T.). **Thérapeutique des maladies chirurgicales des enfants.** 1870, 1 vol. in-8. de 917 p., avec 330 figures.......... 15 fr.

HORTOLÈS (CH.). **Etude du processus histologique des néphrites.** 1881, gr. in-8, 182 p., avec figures et 5 pl. coloriées... 6 fr.

HUFELAND. L'art de prolonger la vie ou la Macrobiotique, nouvelle édition française augmentée de notes par J. PELLAGOT. 1871, 1 vol. in-18 jésus de 640 p.. 4 fr.

HUGHES (R.). **Action des médicaments homœopathiques,** ou éléments de pharmaco-dynamique, traduit de l'anglais et annoté par le docteur I. GUÉRIN-MÉNEVILLE. 1874, 1 vol. in-18 jésus de XVI-647 p. 6 fr.

— **Manuel de thérapeutique** selon la méthode de HAHNEMANN. Traduit par I. GUÉRIN-MÉNEVILLE, 1881, 1 vol. in-18 jés. XVI-668. p... 6 fr.

HUGOUNENQ. Les alcaloïdes d'origine animale. 1886, in-8 2 fr.

HUGUIER. Mémoire sur les allongements hypertrophiques du col de l'utérus dans les affections désignées sous les noms de *descente*, de *précipitation de cet organe*, et sur leur traitement. 1860, in-4, 231 p., avec 13 planches lithographiées.................... 15 fr.

— **De l'hystérométrie** et du cathérisme utérin, de leurs applications au diagnostic et au traitement des maladies de l'utérus. 1865, 1 vol. in-8 de 400 p., avec 4 planches.................................... 6 fr.

HURTREL D'ARBOVAL. Dictionnaire de médecine, de chirurgie et d'hygiène vétérinaires. Edition entièrement refondue et augmentée de l'exposé des faits nouveaux observés par les plus célèbres praticiens français et étrangers, par A. Zundel, vétérinaire supérieur d'Alsace-Lorraine. 1877, 3 vol. grand in-8 à deux colonnes, avec 1.600 figures.. 60 fr.

HUXLEY. Les sciences naturelles et les problèmes qu'elles font surgir (*Lay Sermons*). 1877, 1 vol. in-18 jésus de 500 p......... 4 fr.

IMBERT-GOURBEYRE. Des paralysies puerpérales. 1861, 1 v. in-4 de 80 p.. 2 fr. 50.

JAHR. Principes et règles qui doivent guider dans la pratique de l'Homœopathie. Exposition raisonnée des points essentiels de la doctrine médicale de Hahnemann. 1857. 1 vol. in-8 de 528 p...... 7 fr.

— **Du Traitement homœopathique des Maladies des Organes de la Digestion,** comprenant un précis d'hygiène générale et suivi d'un répertoire diététique à l'usage de tous ceux qui veulent suivre le régime rationnel de la méthode de Hahnemann. 1859, 1 vol. in-18 jésus de 520 p.. 6 fr.

JAMMES (L.) Manuel des étudiants en pharmacie. 1886, 2 vol. in-18 avec figures... 10 fr.

JEANNEL (J.). Formulaire officinal et magistral, international, comprenant environ 4,000 formules tirées des Pharmacopées légales de la France et de l'étranger ou empruntées à la pratique des thérapeutistes et des pharmacologistes, avec les indications thérapeutiques, les doses des substances simples et composées, le mode d'administration, l'emploi des médicaments nouveaux, etc., suivi d'un mémorial thérapeutique. *Quatrième édition*, en concordance avec le Codex medicamentarius de 1884 et le Formulaire des hôpitaux militaires de 1884. 1887, 1 vol. in-18 de xvi-1,044 p., cart.......................... 6 fr. 50.

— **De la prostitution dans les grandes villes, au dix-neuvième siècle,** et de l'extinction des maladies vénériennes; questions générales d'hygiène, de moralité publique et de légalité, mesures prophylactiques internationales, réformes à opérer dans le service sanitaire; discussion des règlements exécutés dans les principales villes de l'Europe. Ouvrage précédé de documents relatifs à la prostitution dans l'antiquité. *Deuxième édition*, refondue et complétée par des documents nouveaux. 1874. 1 vol. in-18 de 658 p., avec figures........................ 5 fr.

JEANNEL (Maurice). Arsenal du diagnostic médical, mode d'emploi et appréciation des instruments d'exploration employés en séméiologie et en thérapeutique, avec les applications au lit du malade. 1877, 1 vol. in-8 de xvi-440 p., avec 262 fig........................ 7 fr.

— **L'infection purulente ou pyohémie.** 1880, in-8.......... 7 fr.

JOBERT. De la réunion en chirurgie. 1864, 1 vol. in-8, xvi-720 p., 7 pl. dessinées d'après nature, gravées en taille-douce et color. 12 fr.

JOUSSET (P.). Leçons de clinique médicale. 1877, 1 vol. gr. in-8, xi-552 p.. 7 fr. 50

— **Nouvelles leçons de clinique médicale.** 1886, 1 vol. gr. in-8. 9 fr.

JOUSSET (P.) **Éléments de médecine pratique,** contenant le traitement homœopathique de chaque maladie. *Deuxième édition*, 1877, 2 vol. in-8 . . . . 15 fr.

— **Traité élémentaire de matière médicale** expérimentale et de thérapeutique positive par P. Jousset, avec la collaboration de Bon, Claude, Gabalda, Guérin-Méneville, M. Jousset, Piedvache et J.-P. Tessier. 1884, 2 vol. in-8 . . . . 18 fr.

JOUSSET (Marc). **Les maladies de l'enfance,** description et traitement homœopathique. 1888, 1 vol. in-18 de 445 p. . . . . 4 fr.

— **Essai sur les hématocèles utérines intra-péritonéales.** 1883, in-8 . . . . 3 fr.

JULLIEN (Louis). **Traité pratique des maladies vénériennes.** *Deuxième édition*. 1886, 1 vol. gr. in-8 de 1,260 p., avec 246 figures, cartonné . . . . 21 fr.

JUNGFLEISCH (E.). **Manipulations de chimie,** guide pour les travaux pratiques de chimie 1886, 1 vol. gr. in-8 de 1,240 p., avec 372 figures, cartonné . . . . 27 fr.

KELSCH et KIENER. Traité des maladies des pays chauds. 1889. 1 vol gr. in-8 de 850 pages, avec 6 planches chromolithographiées et figures.

KIENER (L.-C.). **Species général et iconographie des coquilles vivantes,** comprenant la collection du Muséum d'histoire naturelle de Paris, la collection Lamarck et les découvertes récentes des voyageurs, par L.-C. Kiener, continuée par le Dr Fischer, aide-naturaliste au Muséum d'histoire naturelle. 1837-1886. 12 vol. in-8, avec 902 pl. col . . 900 fr.

— Le même, 12 vol. in-4, avec 902 pl. col . . . . 1800 fr.

L'ouvrage est complet en 165 livraisons. Prix de chacune, avec 6 pl. color. in-8, 6 fr. — In-4 . . . . 12 fr.

On peut acquérir chaque famille, chaque genre séparément.

KOEBERLÉ. Des maladies des ovaires et de l'ovariotomie. 1878, in-8, 135 p., avec figures . . . . 4 fr. 50

KUSS et DUVAL. Voy Duval (Mathias).

KUSSMAUL. Les troubles de la parole, traduction française augmentée de notes et d'additions et précédée d'une introduction par le professeur Benjamin Ball. 1884 . . . . 7 fr.

LABOULBÈNE. Nouveaux éléments d'anatomie pathologique descriptive et histologique. 1879, 1 vol. gr. in-8, 930 p., avec 297 fig., cartonné . . . . 20 fr.

LANDOUZY (L.). **Des paralysies dans les maladies aiguës.** 1880. in-8, 362 p . . . . 6 fr.

LAVALLÉE Arboretum segrezianum, icones selectæ arborum et fruticum in hortis segrezianis collectorum. 1885, 1 vol. in-4, avec 36 pl. cartonné . . . . 60 fr.

— **Les Clématites à grandes fleurs.** Description des espèces cultivées dans l'arboretum de Segrez. 1884. 1 vol. in-4, avec 24 planches dessinées d'après nature, cartonné . . . . 40 fr.

LAVERAN (A.). **Nature parasitaire des accidents de l'impaludisme,** description d'un nouveau parasite, trouvé dans le sang des malades atteints de fièvre palustre. 1881, in-8, 101 p. avec 2 pl . . 3 fr 50

LAVERAN et TEISSIER. Nouveaux éléments de pathologie médicale. par A. Laveran, professeur à l'École de médecine militaire du Val-de-Grâce, et J. Teissier, professeur à la Faculté de médecine de Lyon. *Troisième édition*. 1888, 2 vol. in-8, avec figures... 20 fr

LAYET. Hygiène des professions et des industries, précédé d'une étude générale des moyens de prévenir et de combattre les effets nuisibles de tout travail professionnel. 1875. 1 v. in-12 de XIV-560 p. 5 fr.

LEBERT. Traité d'Anatomie pathologique générale et spéciale, ou Description et iconographie pathologique des affections morbides, tant liquides que solides, observées dans le corps humain. *Ouvrage complet.* 1855-1861, 2 vol. in-fol. de texte, et 2 vol. in-fol. comprenant 200 pl. dessinées d'après nature, gravées et coloriées.................. 615 fr.

LEFORT (JULES). **Traité de chimie hydrologique** comprenant des notions générales d'hydrologie et l'analyse chimique des eaux douces et des eaux minérales. *Deuxième édition.* 1873, 1 vol. in-8, 798 p., avec 50 figures et une planche chromolithographiée.................. 12 fr.

LEGOUEST, Traité de Chirurgie d'armée. *Deuxième édition.* 1872. 1 vol. in-8 de 800 p., avec 149 fig.................. 14 fr.

LEGRAND du SAULLE. Les hystériques, état physique et état mental, actes insolites, délictueux et criminels. *Deuxième édition.* 1882, in-8 de 625 p.................. 8 fr.

LE JOLIS. Liste des algues marines de Cherbourg. 1880. in-8, 168 p., avec 6 pl.................. 5 fr.

LENHOSSEK. Des déformations artificielles du crâne. 1880, in-4, avec 3 pl. et 16 fig., cartonné.................. 14 fr.

LETIEVANT. Traité des sections nerveuses, physiologie pathologique, indications, procédés opératoires. 1873. 1 vol. in-8. avec 20 figures.................. 8 fr.

LEUDET. Clinique médicale de l'Hôtel-Dieu de Rouen. 1874, 1 vol. in-8 de 650 p.................. 8 fr.

LEURET et GRATIOLET. Anatomie comparée du système nerveux considérée dans ses rapports avec l'intelligence. 1839-1857. 2 vol. in-8 et atlas de 32 pl. in-folio. Fig. noires.................. 48 fr.
Figures coloriées.................. 96 fr.

LÉVY (MICHEL). **Traité d'hygiène publique et privée.** *Sixième édition*, 1879, 2 vol. gr. in-8. ensemble 1,900 p., avec fig.......... 20 fr.

LEYDEN (E.). **Traité clinique des maladies de la moelle épinière** par E. LEYDEN, professeur de clinique médicale à l'Université de Berlin. 1879. 1 vol. gr. in-8 de 850 p.................. 14 fr.

LICHTWITZ (L.). **Les anesthésies hystériques** des muqueuses et des organes des sens et les zones hystérogènes des muqueuses, recherches cliniques. 1887, in-8.................. 3 fr.

LITTRÉ. Dictionnaire de médecine. Voyez *Dictionnaire*.

LIVON (CH.). **Manuel de vivisections,** par CH. LIVON, professeur à l'école de médecine de Marseille. 1882, 1 vol. in-8, avec 119 figures noires et coloriées.................. 7 fr.

LOMBARD. Traité de climatologie médicale, comprenant la météorologie médicale et l'étude des influences du climat sur la santé, par le docteur H.-C. LOMBARD, de Genève. 1877-1879, 4 vol. in-8.... 40 fr.

— Atlas de la distribution géographique des principales maladies dans ses rapports avec les climats. 1880, in-4, de 25 cartes imprimées en couleurs, avec texte explicatif, cart.................. 12 fr.

— Les stations sanitaires au bord de la mer et dans les montagnes, les stations hivernales, choix d'un climat pour prévenir ou guérir les maladies. 1880. in-8, 92 p.................. 2 fr.

LORAIN. Le choléra observé à l'hôpital Saint-Antoine. 1868, 1 vol. gr. in-8 de 300 p., avec graphiques.................. 7 fr.

— Le Pouls, ses variations et ses formes diverses dans les maladies. 1870, 1 vol. gr. in-8, 372 p., avec 488 fig.......... 10 fr.

LORAIN. De la température du corps humain et de ses variations dans les diverses maladies. Publication faite par les soins du professeur Brouardel. 1878. 2 vol. in-8, avec figures et portrait.......... 30 fr.

— **De l'Albuminurie.** 1860, in-8, avec planche............ 2 fr. 50

Voy. Valleix. *Guide du Médecin praticien.*

LUBBOCK. La vie des plantes. Traduction française revue par sir J. Lubbock. 1889. 1 vol. in-8 de 500 p. avec 350 fig.

LUTON. Études de thérapeutique générale et spéciale, avec applications aux maladies les plus usuelles, par A. Luton, professeur de clinique médicale à l'École de médecine de Reims. 1882. 1 vol. in-8, de 472 p. 6 fr.

LUYS (J.). **Iconographie photographique des centres nerveux.** 1873. 1 vol. gr. in-4, de texte et d'explication des planches VIII-74, 40 p., avec atlas de 70 photogr. et 65 schémas lithogr., cart. en 2 vol. 150 fr.

— **Petit atlas photographique du système nerveux. Le cerveau.** 1888. 1 vol. in-8, avec 24 héliogravures, cartonné........ 12 fr.

— **Études de physiologie et de pathologie cérébrales.** Des actions réflexes du cerveau dans les conditions normales et morbides de leurs manifestations. 1874, 1 vol. gr. in-8 de XII-208 p., avec 2 pl. contenant 8 fig. tirées en lithogr. et 2 fig. tirées en photoglyptie.......... 5 fr.

— **Recherches sur la mensuration de la tête à l'aide de nouveaux procédés céphalographiques.** 1886, in-8, avec fig. 1 fr. 50.

LYELL. L'Ancienneté de l'homme, prouvée par la géologie, et remarques sur les théories relatives à l'origine des espèces par variation. *Deuxième édition* française revue et corrigée par Hamy. Paris. 1870, in-8 de XVI-560 p., avec 68 figures — **Précis de Paléontologie humaine,** par Hamy, servant de supplément. 1870, 1 vol. in-8, avec figures, cartonné.. 16 fr.

MACÉ (E.), **Traité pratique de Bactériologie** par E. Macé, professeur agrégé chargé du cours d'histoire naturelle médicale à la Faculté de médecine de Nancy. Paris, 1889, 1 vol. in-16 de 714 p., avec 173 figures.. 8 fr.

MAGITOT (E.). **Mémoire sur les tumeurs du périoste dentaire** et sur l'ostéo-périostite alvéolo-dentaire. 2e édit. 1873. in-8, avec 1 pl. 3 fr.

MAGNE. Hygiène de la vue. *Quatrième édition*, 1866, 1 vol. in-18 jésus de 350 p., avec 30 fig.. 3 fr.

MAGNIN (Antoine). **Recherches sur la géographie botanique du Lyonnais,** Bas-plateaux lyonnais, Côtière méridionale de la Dombes. 1880. 1 vol. gr. in-8. 160 p., avec 2 cartes coloriées.............. 8 fr.

MAHÉ. Manuel pratique d'hygiène navale, ou des moyens de conserver la santé des gens de mer. 1874, 1 vol. in-18 de XV-451 p. Cartonné.. 3 fr. 50

— **Programme de séméiotique et d'étiologie, pour l'étude des maladies exotiques et principalement des maladies des pays chauds.** 1879, 1 vol. in-8, 428 p.......................... 7 fr.

MALPERT-NEUVILLE. (R.). **Examen bactériologique des eaux naturelles.** 1887, in-8, avec 32 figures.............. 2 fr.

MARCHANT (G.). **Des épanchements sanguins intracrâniens consécutifs au traumatisme.** 1881. in-8, 200 p......... 4 fr. 50

MARTIN (F.). **Les cimetières de la crémation,** étude historique et critique 1881, in-8. 182 p.......................... 5 fr.

MARTIN SAINT-ANGE. Iconographie pathologique de l'œuf humain fécondé, en rapport avec l'étiologie de l'avortement. 1884, in-4, 188 p., avec 19 pl. chromo-lithographiées.............. 35 fr.

MARTINS (Ch.). **Du Spitzberg au Sahara.** Étapes d'un naturaliste au Spitzberg, en Laponie, en Écosse, en Suisse, en France, en Italie, en Orient, en Égypte et en Algérie. 1886, 1 vol. in-8, XVI-620 p., avec 16 pl. 10 fr.

MARVAUD (Angel). **Les aliments d'épargne** : alcool et boissons aromatiques, café, thé, coca, cacao, maté, 1874, in-8 de 504 p. . . 6 fr.

— **Le sommeil et l'insomnie**, étude physiologique, clinique et thérapeutique. 1881. in-8, 137 p . . . . 3 fr 50

MASSELON. **Précis d'ophthalmologie chirurgicale**, par le docteur Masselon, chef de clinique de M. de Wecker. 1886, 1 vol.-in-18, jésus, avec 118 figures. . . . . 6 fr.

MATHIEU (M.). **Du cancer précoce de l'estomac**. 1884, gr. in-8, 150 p. . . . . 3 fr.

MAURIAC (Ch.). **Leçons sur les maladies vénériennes**, professées à l'hôpital du Midi par Ch. Mauriac, médecin de l'hôpital du Midi, 1883. 1 vol. in-8, 1,072 p . . . . 18 fr.

— **Nouvelles leçons sur les maladies vénériennes**, professées à l'hôpital du Midi 1889. 1 vol. in-8, 1,100 p.

MAYER. **Des rapports conjugaux**, considérés sous le triple point de vue de la population, de la santé et de la morale publique. *Huitième édition*, 1884. 1 vol. in-18 jésus de 370 p. . . . . 3 fr.

— **Conseils aux femmes sur l'âge de retour**, médecine et hygiène, 1875. 1 vol. in-12 de 2 6 p. . . . . 3 fr.

MAZET (A.). **Asepsie et antisepsie**, par le docteur Auguste Mazet, médecin de la marine, 1888, gr. in-8 de 93 p., avec figures. . . 2 fr. 50.

MÈLIER. **Relation de la fièvre jaune** survenue à Saint-Nazaire en 1861. 1863. in-4 de 276 p., avec 3 cartes. . . . . 10 fr.

MERCIER (J.). **Conseils aux personnes affaiblies**. 1883. in-18 1 fr.

MERLEY. **De l'Albuminurie intermittente cyclique**, 1887, in-8 . . . . 2 fr. 50

MIARD (A.). **Des troubles fonctionnels et organiques de l'amétropie et de la myopie**, en particulier de l'accommodation binoculaire et ciliaire dans les vices de la réfraction 1873, 1 vol. in-8. 7 fr.

MOITESSIER. **La Photographie appliquée aux recherches micrographiques**. 1866, 1 vol. in-18 jésus, avec 41 figures gravées d'après des photographies et 3 planches photographiques. . . . . 7 fr.

MOQUIN-TANDON. **Éléments de Botanique médicale**, contenant la description des végétaux utiles à la médecine et des espèces nuisibles à l'homme, vénéneuses ou parasites. *Troisième édition*. 1875, 1 vol in-18 jésus, avec 128 figures. . . . . 6 fr.

— **Histoire naturelle des Mollusques terrestres et fluviatiles de France**, contenant des études générales sur leur anatomie et leur physiologie, et la description particulière des genres, des espèces, des variétés, 1855, 2 vol. gr. in-8 de 450 p., avec un atlas de 54 pl. Figures noires, 42 fr. — Figures coloriées. . . . . 66 fr.

MORACHE. **Traité d'hygiène militaire**. *Deuxième édition* entièrement remaniée, mise au courant des progrès de l'hygiène générale et des nouveaux règlements de l'armée. 1886, 1 vol. in-8 de 936 p., avec 173 figures. . . . . 15 fr.

MOREL (Ch.). **Traité élémentaire d'histologie humaine**, normale et pathologique, précédé d'un exposé des moyens d'observer au microscope. *Troisième édition*. 1880, in-8, 418 p. avec atlas de 36 planches dessinées d'après nature par A. Villemin. . . . . 16 fr.

MORELLE (E.). **L'air atmosphérique**. 1885. in-8. . . . . . . 2 fr. 50

NAEGELÉ et GRENSER. **Traité pratique de l'art et des accouchements**, traduit, annoté et mis au courant des derniers progrès de la science, par G.-A. Aubenas, professeur à la Faculté de médecine de Strasbourg. Ouvrage précédé d'une introduction par J.-A. Stoltz, doyen de la Faculté de médecine de Nancy. *Deuxième édition*. 1880, 1 vol. in-8 de 800 p., avec 1 planche et 207 fig. . . . . 12 fr.

NUSSBAUM (J. de). **Le pansement antiseptique,** ses principes, ses nouvelles méthodes, manuel pratique par J. DE NUSSBAUM, traduit sur la cinquième édition allemande par le Dr Eug. DE LA HARPE (de Lausanne). 1888, 1 vol. in-18 de 360 p. . . . . 5 fr.

ORÉ. Hygiène des maternités. Résultats de huit années d'observation à la maternité de Bordeaux. 1886, in-8, avec 2 plans. . . . . 2 fr. 50.

ORIBASE. Œuvres, texte grec, traduit en français, avec une introduction, des notes, des tables et des planches, par les docteurs BUSSEMAKER, DAREMBERG et A. MOLINIER. 1851-1876, 6 vol. in-8 de 700 pages chacun. . . . . 72 fr.

OZANAM. La circulation et le pouls, histoire, physiologie, séméiotique, indications thérapeutiques. 1886, 1 vol. gr. in-8, 1,000 p., avec portraits et 493 figures . . . . 20 fr.

PARSEVAL (LUD). **Observations pratiques** de Samuel HAHNEMANN, et Classification de ses recherches sur les **propriétés caractéristiques des médicaments.** 1857-1860. 1 vol. in-8 de 400 p. . . . . . 6 fr.

PAULET et LÉVEILLÉ. Iconographie des Champignons, de PAULET. Recueil de 217 planches dessinées d'après nature, gravées et coloriées, accompagné d'un texte nouveau présentant la description des espèces figurées, leur synonymie, l'indication de leurs propriétés utiles ou vénéneuses, l'époque et les lieux où elles croissent par J.-H. LÉVEILLÉ. 1855. 1 vol. in-folio de 135 p., avec 217 pl. col., cartonné. . . . . . 170 fr.

PENARD (LUCIEN). **Guide pratique de l'Accoucheur et de la Sage-Femme.** 6e *édition.* 1883, 1 vol. in-18, XXIV-697 p., avec 180 fig. cart. . . . . 6 fr.

PERRET (S.). **Clinique médicale de l'Hôtel-Dieu de Lyon.** 1887, 1 vol. in-8, 504 p. . . . . 8 fr.

PERTUS. Traité des maladies du chien, précédé d'une description des races et de l'âge. 1885, in-18. 1 fr. 50

PETER (MICHEL). **Traité clinique et pratique des maladies du cœur** et de la crosse de l'aorte, par Michel PETER, professeur à la Faculté de médecine de Paris, médecin de l'hôpital de la Charité. 1883, 1 volume, in-8 de 844 pages avec figures et 4 planches chromolithographiées . . . . 18 fr.

— Voy TROUSSEAU et PETER, *Clinique médicale.*

PEYROT. De la valeur thérapeutique et opératoire de l'iridectomie. 1878, gr. in-8, 104 p. . . . . 3 fr. 50

PICARD. Névroses des organes génito-urinaires de l'homme, par ULTZMANN, 1883, in-8. 100 p . . . . 1 fr. 50

— **Maladies de la prostate,** 1 vol. in-8. — **Maladies de l'urèthre,** 1 vol. — **Maladies de la vessie.** 1 vol. in-8. Chaque volume . 8 fr.

PICTET. Traité de paléontologie, ou Histoire naturelle des animaux fossiles considérés dans leurs rapports zoologiques et géologiques. *Deuxième édition.* 1853-1857, 4 volumes in-8, avec atlas de 110 pl., gr. in-4. cart. . . . . 80 fr.

PIESSE (S). **Des odeurs, des parfums et des cosmétiques,** histoire naturelle, composition chimique, préparation, recettes, industrie, effets physiologiques et hygiène des poudres, vinaigres, dentifrices, pommades, fards, savons, eaux aromatiques, essences, infusions, teintures, alcoolats, sachets, etc. 2e *édition.* 1877, 1 vol. in-18 jés de XXXVI-580 p., avec 92 figures. . . . . 7 fr.

POLLOSSON. Traitement de l'anus contre nature et des fistules stercorales 1883, in-8. 216 p. . . . . 4 fr.

POULET (J.). **Des diverses espèces de forceps,** leurs avantages et leurs inconvénients. 1883, in-8 avec 80 figures. . . . . 6 fr.

POUSSON (A.). **De l'ostéoclasie.** 1886, gr. in-8, 263 p. avec fig. 5 fr.

PROST-LACUZON. Formulaire homœopathique usuel ou Guide homœopathique pour traiter soi-même les maladies, 6e *édition*. 1889, 1 vol. in-18 jésus de 583 pages .... 6 fr.

QUATREFAGES. Hommes fossiles et hommes sauvages, études d'anthropologie comparée, par A. DE QUATREFAGES, membre de l'Institut, professeur au Muséum d'histoire naturelle. 1883, 1 vol. gr. in-8 de 640 pages avec 209 figures et une carte............................ 15 fr.

Relié en toile, fers spéciaux............................ 18 fr.

QUATREFAGES et HAMY. Les Crânes des races humaines, décrits et figurés d'après les collections du Muséum d'histoire naturelle de Paris, de la Société d'Anthropologie de Paris et les principales collections de la France et de l'Etranger, 1881, 1 vol. in-4 de 500 p. avec figures et 1 atlas de 100 pl. lith. cartonnés............................ 160 fr.

L'ouvrage est complet en 11 livraisons, chacune de 5 à 6 feuilles de texte et 10 pl. Prix de chaque livraison .... 14 fr.

RACLE. Traité de Diagnostic médical. Guide clinique pour l'étude des signes caractéristiques des maladies, contenant un Précis des procédés physiques et chimiques d'exploration clinique. *Sixième édition*, par CH. FERNET et I. STRAUS, médecins des hôpitaux, professeur à la Faculté de médecine de Paris 1878, 1 vol. in-18 jésus, XII-860 p., avec 99 fig., cart............................ 8 fr.

RANVIER (L.). **Leçons d'anatomie générale,** faites au collège de France. *Appareils nerveux terminaux des muscles de la vie organique* : cœurs sanguins, cœurs lymphatiques, œsophage, muscles lisses, 1880. 1 vol. in-8, VII-536 p. avec figures et tracés............................ 10 fr.

— *Terminaisons nerveuses sensitives, cornée*. 1881, 1 vol in-8, XX-447 p. avec figures............................ 10 fr.

RATTEL. Des cornets acoustiques et de leur emploi dans le traitement médical de la surdi-mutité. 1886, in-18 avec figures .... 1 fr. 50

REDARD (PAUL). **Examen de la vision chez les employés de chemins de fer.** 1880. in-8, 64 p. avec 4 pl. coloriées........ 4 fr.

— **Traité de thermométrie médicale** comprenant les abaissements de la température, l'algidité centrale et la thermométrie locale. 1885, 1 vol. in-8 de 700 p. avec 200 fig............................ 12 fr.

REGUIS. Essai sur l'histoire naturelle des vertébrés de la Provence et des départements circonvoisins. 1882, 1 volume in-8 de 429 pages............................ 8 fr.

REMAK. Galvanothérapie, ou de l'application du courant galvanique constant au traitement des maladies nerveuses et musculaires. 1860, 1 vol. in-8 de 467 p .... 7 fr.

REMY (S.). **De la grossesse** compliquée de kyste ovarique, 1886, gr. in-8, 240 pages............................ 5 fr.

RENOUARD. Lettres philosophiques et historiques sur la médecine au XIXe siècle. 3e *édition*. 1861, 1 vol. in-8, 240 p. 3 fr. 50

REUSS (L.). **La prostitution en France et à l'étranger.** 1889, 1 vol. in-8 de 690 pages............................ 7 fr. 50

RÉVEIL. Formulaire raisonné des Médicaments nouveaux et des médications nouvelles. 2e *édition*. 1865, 1 vol. in-18 jésus de XII-608 p. avec fig............................ 6 fr.

RÉVEILLÉ-PARISE. Guide pratique des goutteux et des rhumatisants. Edition refondue par E. CARRIÈRE. 1878, 1 vol in-18 jésus, VIII-306 p............................ 3 fr. 50

— **Physiologie et hygiène des hommes livrés aux travaux de l'esprit,** édition refondue et mise au courant des progrès de la science par le Dr Ed. CARRIÈRE. 1881, 1 vol. in-18 jésus, 435 p .... 4 fr.

REYMOND et STILLING. Des rapports de l'accommodation avec la convergence et de l'origine du strabisme. 1888. in-8, avec 1 pl.... 6 fr.

REYNIER (P.). **Des nerfs du cœur**, anatomie et physiologie. Paris, 1880, gr. in-8, 171 p. .... 4 fr.

RIBES. Traité d'Hygiène thérapeutique, ou Application des moyens de l'hygiène au traitement des maladies. 1860 1 v in-8 de 828 p. 10 fr.

RICHARD (DAVID). **Histoire de la génération** chez l'homme et chez la femme. 1875. 1 vol. in-8 de 350 p., avec 8 pl. col. cart..... 12 fr.

— **Histoire de la génération** chez l'homme et chez la femme, 2e édition. 1883. 1 vol. in-18 jésus de 360 p, avec fig.. .... 3 fr. 50

RICHELOT (G.). **Du tétanos.** 1875. in-8 de 147 p. .... 3 fr.

— **Des tumeurs kystiques de la mamelle**,. 1878, gr. in-8°. 3 fr. 50

RICORD. Lettres sur la Syphilis. 3e *édition*, 1863, 1 vol. in-18 jésus de VI-558 p. .... 4 fr.

RINDFLEISCH (E.). **Eléments de pathologie** par E. RINDFLEISCH, professeur à l'Université de Wurzbourg, trad. de l'allemand par J. SCHMITT, professeur agrégé à la Faculté de médecine de Nancy, avec une préface par le professeur BERNHEIM, 1886. 1 vol. in-8, 395 p. .... 6 fr.

— **Traité d'histologie pathologique.** Traduit sur la sixième édition allemande et annoté par F. GROSS, professeur à la Faculté de médecine de Nancy et SCHMITT, professeur agrégé. 1888, 1 vol. gr. in-8, avec 359 figures .... 15 fr.

RIVIÈRE (E.). **Paléoethnologie. Antiquité de l'homme** dans les Alpes-Maritimes. 1887, 1 vol. in-4 avec 24 planches chromo lith. et 96 fig. Ouvrage complet en 12 livraisons, cartonné. .... 65 fr.
Prix de chaque livraison .... 5 fr.

ROBIN (ALBERT). **Des troubles oculaires dans les maladies de l'encéphale.** 1880. 1 vol. in-8 de 601 p., avec 46 fig. et 1 pl. lith. 9 fr.

— **Essai d'urologie clinique.** La fièvre typhoïde, par Albert ROBIN, professeur agrégé à la Faculté de médecine, 1877, 1 vol. gr. in-8 de 364 p. 4 fr. 50

ROBIN (CH.). **Traité du microscope** et des injections, de leur emploi, de leurs applications à l'anatomie humaine et comparée, à la physiologie, à la pathologie médico-chirurgicale, à l'histoire naturelle animale et végétale et à l'économie agricole. 2e *édition*. 1877, 1 vol. in-8, 1101 p. avec 336 fig. cart .... 20 fr.

— **Leçons sur les humeurs** normales et morbides du corps de l'homme. 2e *édition*. 1874. 1 vol. in-8 de 1008 p. avec 35 fig .... 18 fr.

— **Anatomie et physiologie cellulaires**, ou des cellules animales et végétales, du protoplasma et des éléments normaux et pathologiques qui en dérivent. 1873, 1 vol. in-8 de 640 p, avec 83 fig. .... 16 fr.

— **Programme du cours d'Histologie.** 2e *édition*. 1870, 1 vol. in 8 de XL-416 p. .... 6 fr.

ROBIN (CH.) **et VERDEIL. Traité de Chimie anatomique et physiologique**, normale et pathologique, ou des Principes immédiats normaux et morbides qui constituent le corps de l'homme et des mammifères. 1853. 3 volumes in-8, avec atlas de 45 pl. color .... 36 fr.

ROBINSKI. Du développement du typhus exanthématique, sous l'influence des eaux malsaines et d'une mauvaise alimentation. 1881. in-8. .... 4 fr.

ROCHARD. Histoire de la chirurgie française au XIXe siècle, étude historique et critique sur les progrès faits en chirurgie et dans les sciences qui s'y rapportent, depuis la suppression de l'Académie royale de chirurgie jusqu'à l'époque actuelle, par le docteur J. ROCHARD, inspecteur du service de santé de la marine. 1875, 1 vol. in-8 de XVI-809 p.. 12 fr.

ROUBAUD (FÉLIX). **Traité de l'impuissance et de la stérilité**, chez l'homme et chez la femme, comprenant l'exposition des moyens recommandés pour y remédier. 3e *édition*. 1876, 1 vol. in-8 de 804 p... 8 fr.

ROUSSEL (Th.). **Traité de la pellagre et des pseudo-pellagres.** Ouvrage couronné par l'Institut. 1866, 1 vol. in-8 de 656 p...... 10 fr.

ROUX (J.). **De l'ostéomyélite et des amputations secondaires.** 1860, 1 vol. in-4, avec 6 planches............................ 5 fr.

RUFUS (d'Ephèse). **Œuvres.** Texte collationné sur les manuscrits, traduit pour la première fois en français avec une introduction. Publication commencée par le docteur Ch. Daremberg, continuée et terminée par Ch.-Emile Ruelle. 1880, 1 vol. grand in-8, LIV-678 p....... 12 fr.

ROUSSEAU (Emm.). **Anatomie comparée du système dentaire,** chez l'homme et chez les principaux animaux. Paris, 1839, 1 vol. gr. in-8, avec 30 planches.. 15 fr.

SAUREL. Traité de Chirurgie navale, suivi d'un Résumé de leçons sur le **service chirurgical de la flotte**, par J. Rochard, 1861, in-8 de 600 pages, avec 106 figures........................... 8 fr.

SCHIMPER. Traité de Paléontologie végétale, ou la flore du monde primitif, dans ses rapports avec les formations géologiques et la flore du monde actuel, par W.-P. Schimper, professeur de géologie à la Faculté des sciences de Strasbourg. 1869 1874, 3 vol. gr. in-8, avec atlas de 110 pl. grand in-4 lith. cart.............................. 150 fr.

SCHLEMMER. Etude sur les bronchites, dans leurs rapports avec les maladies constitutionnelles. 1883, in-8. 234 pages....... 4 fr.

SCHWARTZ (Ch.-Ed.). **Ostéosarcomes des membres.** 1880, gr. in-8, 267 pages.. 4 fr.

— **Des tumeurs du larynx.** 1886, gr. in-8, 294 pages......... 60 fr.

SCIENCE ET NATURE. Revue internationale illustrée des progrès de la science et de l'industrie. 1884-1885, 4 vol. gr in-8, broch. 40 fr. Reliés richement avec fers spéciaux, dorés sur tranches.......... 54 fr.

SCHRIBAUX et NANOT. Eléments de botanique agricole, à l'usage des Ecoles d'agriculture, des Ecoles normales et de l'enseignement agricole départemental. 1882, 1 vol. in-18. 328 p., avec 262 fig... 7 fr.

SCHACK. La physionomie chez l'homme et chez les animaux, dans ses rapports avec l'expression des émotions et des sentiments, par S. Schack, major de l'armée danoise. 1 vol. in-8 avec 154 fig...... 7 fr.

SEMMOLA. Médecine vieille et médecine nouvelle, par le Dr M. Semmola, professeur de thérapeutique à l'Université de Naples. 1881, 1 vol. in-8. 109 pages.. 2 fr. 50

SERRES (E.). **Anatomie comparée transcendante. Principes d'embryoogénie**, de zoogénie, de tératogenie. 1859. 1 vol. in-4 de 942 pages avec 26 planches.. 16 fr.

SICARD (H.). **Eléments de zoologie**, par H. Sicard. prof. à la Faculté des sciences de Lyon. 1883, 1 vol. in-8. 842 p. avec 768 fig. cart. 20 fr.

SICHEL. Iconographie ophthalmologique, ou description avec figures coloriées de maladies de l'organe de la vue, comprenant l'anatomie pathologique, la pathologie et la thérapeutique médico-chirurgicales. 1852-1859, 2 vol. gr. in-4 dont 1 vol. de 840 pages de texte, et 1 vol. de 80 planches coloriées .... 172 fr. 50

Demi-rel. des 2 vol. dos de maroquin, très supérieure dorée... 15 fr.

Cet ouvrage est complet en 23 livraisons. Prix de chaque.... 7 fr. 50

SIEBOLD. Lettres obstétricales. Traduit de l'allemand, avec introduction et des notes, par J. A. Stoltz. 1866, in-18, 268 pages. 2 fr. 50

SIGNOL. Aide-mémoire du vétérinaire. Médecine, chirurgie, obstétrique, formules, police sanitaire, jurisprudence commerciale. 1884, 1 vol in-18 jésus de 543 pages avec 395 fig. cart.................. 6 fr.

SIMON (Léon). **Des maladies vénériennes et de leur traitement homœopathique.** 1860, 1 vol. in-18 jésus, XII-744 pages....... 6 fr.

SIMON (P. Max.). **Crimes et délits dans la folie.** 1886, in-12, 285 pages... 2 fr. 50

SIMPSON. Clinique obstétricale et gynécologique. 1874, 1 vol. gr. in-8 de 820 pages avec figures.......................... 12 fr.

SOUBEIRAN. Nouveau dictionnaire des falsifications et des altérations des aliments, des médicaments et de quelques produits employés dans les arts, l'industrie et l'économie domestique : exposé des moyens scientifiques et pratiques d'en reconnaître le degré de pureté, l'état de conservation, de constater les fraudes dont ils sont l'objet, par J.-Léon Soubeiran, professeur à l'école supérieure de pharmacie de Montpellier, 1874, 1 vol. gr. in-8 de 640 pages avec 218 fig. cart............ 14 fr.

STRAUS. Des ictères chroniques, par le docteur Isidore Straus, médecin des hôpitaux. 1878, in-8, 165 pages.................. 3 fr. 50

— Voy. Rackle, *Diagnostic.*

TARDIEU (A.). **Médecine légale** ; attentats aux mœurs, folie, pendaison, blessures, empoisonnement, avortement, infanticide, maladies accidentelles, identité. 9 vol. in-8 .... 54 fr.

— **Etude médico-légale sur les attentats aux mœurs.** *Septième édition.* 1878, in-8 de 224 p. 5 avec pl.......................... 5 fr.

— **Etude médico-légale sur l'avortement**, suivie d'observations et recherches pour servir à l'histoire médico-légale des grossesses fausses et simulées. 4e *édition.* 1881, in-8, VII-300 pages................ 4 fr.

— **Etude médico-légale sur la folie.** 2e *édition* 1880. 1 vol. in-8 de XXII-610 p. avec 15 fac-similé d'écriture d'aliénés .... 7 fr.

— **Etude médico-légale sur la pendaison, la strangulation et la suffocation.** 2e *édition*. 1879, 1 vol. in-8, XII-354 p. avec pl. ... 5 fr.

— **Etude médico-légale et clinique sur l'empoisonnement**, 2e *édition*. 1875, 1 vol in 8 de 1072 p. avec 2 pl. et 52 fig......... 14 fr.

— **Etude médico-légale sur l'infanticide**, 2e *édition.* 1888, 1 vol. in-8, avec 3 planches coloriées .... 6 fr.

— **Etude médico-légale sur les blessures**, comprenant les blessures en général et les blessures par imprudence, les coups et l'homicide involontaire. 1879. 1 vol. in-8... 6 fr.

— **Etude médico-légale sur les maladies accidentellement ou involontairement produites** par imprudence, négligence ou transmission contagieuse 1878. 1 vol. in-8 de 300 pages............... 4 fr.

— **Question médico-légale de l'identité**, dans ses rapports avec les vices de conformation des organes sexuels, contenant les souvenirs et impressions d'un individu dont le sexe avait été méconnu. *Deuxième édition*. 1874. 1 vol. in-8 de 176 pages.......................... 3 fr.

TCHIHATCHEF (P. de). **Espagne, Algérie et Tunisie.** 1880, 1 vol gr. in-8 de 995 planches avec 1 carte de l'Algérie................ 12 fr

TEMMINCK et LAUGIER. Nouveau Recueil de planches coloriées d'Oiseaux, pour servir de suite et de complément aux planches enluminées de Buffon. Ouvrage complet en 102 livr. 1822-1838, 5 vol. gr in-folio, avec 600 planches gravées et coloriées....... 1,000 fr.

Le même avec 600 p. grand in-4, figures coloriées........... 750 fr.

Demi-reliure, dos en maroquin, des 5 vol. grand in-fol...... 90 fr.

— — des 5 vol. grand in-4......... 60 fr.

TESTE (A.). **Systématisation pratique de la Matière médicale homœopathique.** 1853. 1 vol. in-8 de 616 pages........ 8 fr.

Comment on devient homœopathe. *Troisième édition.* 1873. 1 vol. in-18 jésus de 322 pages.. 3 fr. 50

THOMPSON (H.). **Traité pratique des maladies des voies urinaires,** par sir Henry Thompson, professeur de clinique chirurgicale et chirurgien à University College Hospital 2e *édition* précédée de **Leçons cliniques sur les maladies des voies urinaires.** 1881, 1 vol. in-8 de 1000 p. avec 280 fig. .... 20 fr.

— **Leçons sur les tumeurs de la vessie et sur quelques points de la chirurgie des voies urinaires.** Traduit par le docteur Robert Jamin 1885, 1 vol. in-8 avec figures.......... 4 fr. 50

THOMSON (James). **Essai d'une classification de la famille des Cérambycides.** 1861, gr. in-8, 396 p. avec 3 pl.......... 8 fr.

— **Archives entomologiques.** 1857. 2 vol. gr. in-8 avec 35 pl. fig. noires. (60 fr.).......... 15 fr.

— *Le même*, fig. coloriées. (75 fr.).......... 30 fr.

— **Monographie des Cicindélides.** 1859, in-4. avec 10 pl. (24 fr.) 8 fr.

TRÉVOUX. Les tumeurs à tissus multiples. 1888, in-8... 3 fr.

TRIPIER (Aug.). **Manuel d'électrothérapie.** 1861, 1 vol. in-18 jésus XII-624 p. avec 89 fig.......... 6 fr

TRIPIER et BOUVERET. La fièvre typhoïde traitée par les bains froids. 1886, in-8. avec 27 tracés.......... 6 fr. 50

TROUSSEAU. Clinique médicale de l'Hôtel-Dieu de Paris. *Septième édition*, par le docteur Michel Peter. 1885, 3 vol. in-8, ensemble 2616 p., avec un portrait de l'auteur.......... 32 fr.

TUKE (Hack). **Le corps et l'esprit,** action du moral et de l'imagination sur le physique, trad. de l'anglais par V. Parant. 1886, 1 vol. in-8, 403 p., avec 2 pl.......... 6 fr.

VALETTE. Clinique chirurgicale de l'Hôtel-Dieu de Lyon. 1875, 1 vol. in-8 de 720 p. avec fig.......... 12 fr.

VALLEIX. Guide du médecin praticien, ou Résumé général de Pathologie interne et de Thérapeutique appliquées. *Cinquième édition*, contenant le résumé des travaux les plus récents, par P. Lorain, professeur de la Faculté de médecine 1866. 5 vol. gr. in-8 de chacun 800 p., avec 81 fig.......... 50 fr.

VAUTRIN. Traitement chirurgical des myomes utérins. 1886, gr. in-8, de 360 p.......... 6 fr.

VERLOT (B.). **Guide du botaniste herborisant.** Conseils sur la récolte des plantes, la préparation des herbiers, l'exploration des stations des plantes phanérogames et cryptogames et les herborisations aux environs de Paris, dans les Ardennes, la Bourgogne, la Provence, le Languedoc, les Pyrénées, les Alpes, l'Auvergne, les Vosges. au bord de la Manche, de l'Océan, de la mer Méditerranée. *Troisième édition*. 1886, 1 vol. in-18. 764 p., avec fig., cartonné.......... 6 fr.

VERNEUIL (A.). **De la gravité des lésions traumatiques et des opérations chirurgicales chez les alcooliques,** communications à l'Académie de médecine, par MM. Verneuil, Hardy, Gubler, Gosselin, Richet 1871. in-8, 160 pages.......... 3 fr.

VERNOIS (Max.). **Traité pratique d'hygiène industrielle et administrative,** comprenant l'étude des établissements insalubres, dangereux et incommodes. 1860, 2 vol. in-8 de chacun 700 p.......... 16 fr.

VESQUE (J.). **Traité de botanique agricole** et industrielle par J. Vesque, maître de conférences à la Faculté des sciences de Paris. Paris 1885, 1 vol. in-8 de XVI-876 pages, avec 598 figures, cartonné... 18 fr.

VÉTAULT. Étude médico-légale sur l'alcoolisme. Des conditions de la responsabilité au point de vue pénal chez les alcoolisés. 1887, 1 vol, gr. in-8, de 237 pages.......... 4 fr.

VIBERT. Précis de médecine légale, par le docteur Ch. Vibert, médecin expert près les tribunaux de la Seine, avec une introduction par le professeur BROUARDEL. 1886, 1 vol. in-18 jésus de 768 p. avec 79 fig. et trois pl. en chromotypographie. Cartonné .... 8 fr.

VIBERT. Étude médico-légale sur les blessures produites par les accidents de chemin de fer. 1888, 1 vol. in-8, 118 p. 3 fr. 50

VIDAL. Traité de Pathologie externe et de Médecine opératoire, avec des Résumés d'anatomie des tissus et des régions par A. VIDAL (de Cassis), professeur agrégé à la Faculté de médecine de Paris. *Cinquième édition*, par le docteur FANO. 1861, 5 vol. in-8, avec 761 figures.. 40 fr.

VILLAR. Des tumeurs de l'ombilic. 1887, in-8, avec 7 pl. 3 fr. 50

VILLEMIN. Étude sur la tuberculose, preuves rationnelles expérimentales de sa spécificité et de son inoculation. 1868, 1 vol. in-8 de 640 p. .... 8 fr.

VIRCHOW. La pathologie cellulaire basée sur l'étude physiologique et pathologique des tissus *Quatrième édition*, par I. STRAUS, professeur à la Faculté de médecine. 1874, 1 vol in-8 de XXIV-582 pages avec 157 figures.. 9 fr.

VOISIN. Traité de la paralysie générale des aliénés, par le docteur Auguste VOISIN, médecin de l'hospice de la Salpêtrière. 1879, 1 vol. gr. in-8, XVI-440 p. avec 15 pl. lithographiées et coloriées, graphiques et fac-similé.. 20 fr.

— **Leçons cliniques sur les maladies mentales et sur les maladies nerveuses.** 1883 1 vol. gr in-8 de VIII-770 p., avec photographies et figures.. 15 fr.

— **De l'Hématocèle rétro-utérine.** 1860, in-8, 368 p. avec 1 pl 4 fr 50

WEIL (E.). Des vertiges. 1886, in-8.......................... 3 fr. 50

WUNDT. Traité élémentaire de physique médicale, par le Dr WUNDT, professeur à l'Université de Heidelberg, traduit avec de nombreuses additions, par les professeurs Monoyer et Imbert. 2e *édition* 1884, 1 vol. in-8 de 704 p. avec 396 fig. y compris 1 pl. en chromolithographie.. 12 fr.

YVAREN. Entretiens d'un vieux médecin sur l'hygiène et la morale. 1882, 1 vol in-18 jésus de 671 p.......................... 5 fr.

ZEILLER. Végétaux fossiles du terrain houiller de la France. 1880, 1 vol. in-8, 185 p. avec atlas de 18 pl. lith............... 18 fr.

Tous les ouvrages portés dans ce Catalogue seront expédiés dans les départements, l'Algérie et les pays de l'Union postale, franco, sans augmentation de prix, à toute personne qui en aura envoyé le montant en une valeur sur Paris, en un mandat postal ou en timbres-poste.

Toute personne qui désirera que l'envoi à elle fait soit recommandé à la poste, devra joindre 25 centimes par paquet.

Les médecins ou pharmaciens français qui nous feront une commande d'au moins 100 fr. pourront se libérer en plusieurs paiements, dont un comptant et les autres échelonnés de trois mois en trois mois.

LES MERVEILLES DE LA NATURE

L'HOMME ET LES ANIMAUX

Par A.-E. BREHM

OUVRAGE COMPLET

9 volumes grand in-8 de chacun 800 pages, avec environ 6,000 *figures intercalées dans le texte et* 176 *planches tirées hors texte sur papier teinté*.............. 99 *fr*.

Chaque volume se vend séparément

Broché .... 11 fr.
Relié en demi-chagrin, plats toile, tranches dorées.............. 16 fr.

LES RACES HUMAINES ET LES MAMMIFÈRES

Édition française par Z. Gerbe

2 vol. gr. in-8, avec 770 figures et 40 planches.................. 22 fr.

LES OISEAUX

Édition française par Z. Gerbe

2 vol. gr. in-8, avec 500 figures et 40 planches.................. 22 fr.

LES REPTILES ET LES BATRACIENS

Édition française par E. Sauvage

1 vol. gr. in-8, avec 600 figures et 20 planches.............. ... 11 fr.

LES POISSONS ET LES CRUSTACÉS

Édition française par E. Sauvage et J. Kunckel d'Herculais

1 vol. gr. in-8 de 750 p. avec 524 fig. et 20 planches........... 11 fr.

LES INSECTES

LES MYRIAPODES, LES ARACHNIDES

Édition française par J. Kunckel d'Herculais

2 vol. gr. in-8, avec 2.060 figures et 36 planches.............. 22 fr.

LES VERS, LES MOLLUSQUES

LES ÉCHINODERMES, LES ZOOPHYTES, LES PROTOZOAIRES

ET LES ANIMAUX DE GRANDE PROFONDEUR

Édition française par A.-T. de Rochebrune

1 vol. gr. in-8 avec 1,200 figures et 20 planches............... 11 fr.

NOUVEAU DICTIONNAIRE
DE MÉDECINE ET DE CHIRURGIE
PRATIQUES

ILLUSTRÉ DE FIGURES INTERCALÉES DANS LE TEXTE

OUVRAGE COMPLET

RÉDIGÉ PAR

ABADIE, ANGER, BALLET, BALZER, P. BERT, BOUILLY, BRISSAUD, CHATIN, CHAUFFARD, DANLOS, DELORME, A. DESPRÉS, DIEULAFOY, DUBAR, MATHIAS DUVAL, Alf. FOURNIER, Ach. FOVILLE, T. GALLARD, GOSSELIN, Alph. GUÉRIN, HALLOPEAU, HANOT, HARDY, HERGOTT, HEURTAUX, JACCOUD, JULLIEN, KŒBERLÉ, LABADIE-LAGRAVE, LANNELONGUE, LEDENTU, LETULLE, LÉPINE, LUTON, MAURIAC, MOLLIÈRE, ORÉ, PANAS, PONCET, POULET, PROUST, Jules ROCHARD, RICHET, SCHWARTZ, SCHMITT, SIREDEY, STOLTZ, I. STRAUS, S. TARNIER, VILLEJEAN, A. VOISIN.

Directeur de la rédaction : le Dr JACCOUD

Professeur de clinique médicale à la Faculté de médecine de Paris, médecin de l'hôpital de la Pitié, membre de l'Académie de médecine.

Son titre suffit à indiquer à la fois son but et son esprit.

Son but. C'est de rendre service à tous les praticiens qui ne peuvent se livrer à de longues recherches, faute de temps ou faute de livres, et qui ont besoin de trouver réunis et comme élaborés tous les faits qu'il leur importe de bien connaître ; c'est de leur offrir une grande quantité de matières sous un petit volume, et non pas seulement des définitions et des indications précises comme en présente le dictionnaire de Littré, mais une exposition, une description détaillée et proportionnée à la nature du sujet et à son rang légitime dans l'ensemble et la subordination des matières.

Son esprit. Le *Nouveau Dictionnaire* n'est pas une compilation des travaux anciens et modernes ; c'est une analyse des œuvres des maîtres français et étrangers, empreinte d'un esprit de critique éclairé et élevé ; c'est souvent un livre neuf par la publication de matériaux inédits qui, mis en œuvre par des hommes spéciaux, ajoutent une certaine originalité à la valeur encyclopédique de l'ouvrage : enfin c'est surtout un livre pratique.

Le *Nouveau dictionnaire de médecine et de chirurgie pratiques* se compose de 40 volumes, grand in-8° cavalier, comprenant ensemble 33 000 pages avec 4 000 figures. 400 fr.

Prix de chaque volume de 800 pages 10 fr.

ENCYCLOPÉDIE INTERNATIONALE DE CHIRURGIE

ILLUSTRÉE DE FIGURES INTERCALÉES DANS LE TEXTE

Par Gosselin, Verneuil, Duplay, professeurs à la Faculté de médecine de Paris.
Bouilly, P. Segond, Nicaise, Ed. Schwartz, G. Marchant, Picqué, chirurgiens des hôpitaux de Paris.
Ollier Poncet, Vincent, professeurs à la Faculté de médecine de Lyon.
Poinsot, Pousson, chirurgiens des hôpitaux de Bordeaux.
Maurice Jeannel (de Toulouse), Poisson (de Nantes).
S. Stricker, professeur à l'Université de Vienne.
Allingham, Mansell, Moulin, R. Barwell, F. Trèves, etc. (de Londres).
H. Morris, Th. Annandale (d'Edimbourg).
J. Ashhurst, Solis Cohen, Packard, Nancrède, White, etc. (de Philadelphie).
Van Buren, Lewis Smith, Sturgis, J. Lidell, etc. (de New-York).
Andrews (de Chicago), Fenwick (de Montréal), etc., etc.

OUVRAGE COMPLET

7 volumes grand in-8, comprenant ensemble 6,000 pages à 2 colonnes, avec 2,768 figures intercalées dans le texte. . 122 *fr.*
Chaque volume se vend séparément. . . . . 17 *fr.* 50

Tome I. *Pathologie chirurgicale générale*, par S. Stricker (de Vienne), A. Verneuil (de Paris), Van Buren (de New-York), Mansell Moulin (de Londres), etc. — *Maladies chirurgicales infectieuses et virulentes*, par A. Stillé (de Philadelphie), M. Jeannel (de Toulouse), White et Van Harlingen (de Philadelphie), etc.

Tome II. *Chirurgie générale* : Diagnostic chirurgical, petite chirurgie, chirurgie opératoire, anesthésie et anesthésiques, arsenal de la chirurgie contemporaine, méthode antiseptique, pansement ouaté, amputations, chirurgie plastique, par Brinton (de Philadelphie), Gosselin (de Paris), Delontaine (de Paris), Watson Cheyne (de Londres), M. Jeannel (de Toulouse), John Ashhurst (de Philadelphie), G. Poinsot (de Bordeaux), etc. *Maladies chirurgicales communes aux divers tissus organiques* : Abcès, fistules et phlegmon, contusions, plaies, plaies par armes à feu, ulcères, brûlures, effets du froid, gangrène, par H. Marsh (de Londres), Th. Bryant (de Londres), Conner (de Cincinnati), etc.

Tome III. *Peau, tissu cellulaire, bourses séreuses, muscles, lymphatiques, vaisseaux sanguins et nerfs*, par White (de New York), M. Jeannel (de Toulouse), Lidell (de New-York), R. Barwell (de Londres), Nicaise (de Paris), etc.

Tome IV. *Os, articulations, résections et tumeurs*, par L. Ollier, E. Vincent, Poncet (de Lyon), Packard, Andrews, Barwell, Fenwick, etc.

Tome V. *Tête, yeux, oreilles, bouche, face, nez, dents, cou et rachis*, par Masselon (de Paris), Guerder, Lefferts, Gerard Marchant (de Paris), Brasseur, Lidell, Treves et M. Jeannel (de Toulouse).

Tome VI. *Voies aériennes, thorax, seins*, par M. J. Solis Cohen, E. Le Bec (de Paris), T. Annandale. — *Abdomen, rectum et anus* (parois, ombilic, péritoine, estomac, intestins, foie, rate, pancréas, reins, hernies, obstructions intestinales, hémorroïdes, par H. Morris, L. Picqué (de Paris), Ashhurst et Allingham. — *Orthopédie*, par Barette (de Paris).

Tome VI. *Maladies de la vessie et de la prostate*, par Reg. Harrison. — *Maladies de l'urètre*, par S. Duplay (de Paris). — *Calculs urinaux et calculs vésicaux*, par A. Pousson (de Bordeaux). *Organes génitaux de l'homme*, par Ed. Schwartz (de Paris). — *Maladies des ovaires*, par Poisson (de Nantes). — *Tumeurs des ovaires*, par P. Segond (de Paris). — *Maladies de l'utérus*, par Bouilly (de Paris). *Maladies des organes génitaux externes de la femme*, par Picqué (de Paris).

Grâce au concours des savants français et étrangers les plus illustres, cet important ouvrage a pu être entièrement achevé en moins de 4 années, et ses premiers comme ses derniers volumes sont exactement au courant des progrès de la science contemporaine. Il forme le traité le plus complet de pathologie externe et de médecine opératoire.

NOUVEAU DICTIONNAIRE

DE

LA SANTÉ

Illustré de 700 Figures intercalées dans le texte

COMPRENANT

LA MÉDECINE USUELLE, L'HYGIÈNE JOURNALIÈRE, LA PHARMACIE DOMESTIQUE
ET LES APPLICATIONS
DES NOUVELLES CONQUÊTES DE LA SCIENCE A L'ART DE GUÉRIR

Par le Dr Paul BONAMI
Médecin en chef de l'hospice de la Bienfaisance,
Lauréat de l'Académie de médecine.

1 vol. gr. in-8 jésus de 950 pages, à 2 colonnes, avec 700 figures.. 16 fr.

L'attention et la curiosité des gens du monde se portent de plus en plus vers tout ce qui concerne les moyens de prévenir ou de guérir les maladies : c'est à ce public soucieux de sa santé et désireux de connaître les plus récents progrès réalisés par l'hygiène, la médecine et la chirurgie, que s'adresse le **Dictionnaire de la santé**.

L'ouvrage est illustré de 700 figures choisies avec discernement, d'une exécution parfaite, et semées avec profusion dans le texte, dont elles facilitent l'intelligence et à la clarté duquel elles ajoutent d'une façon très agréable pour les yeux.

Toutes les sciences médicales ont trouvé place dans le **Dictionnaire de la Santé**, parce qu'elles forment un ensemble dont toutes les parties s'éclairent et se complètent mutuellement; mais, tout en restant exact dans le fond, l'auteur s'est attaché à exclure de son langage ces termes à mine rébarbative qui effraient les profanes.

Ce livre sera le guide de la famille, le compagnon du foyer, que chacun, bien portant ou malade, consultera dans les bons comme dans les mauvais jours.

Tours. — Imp. Deslis frères.

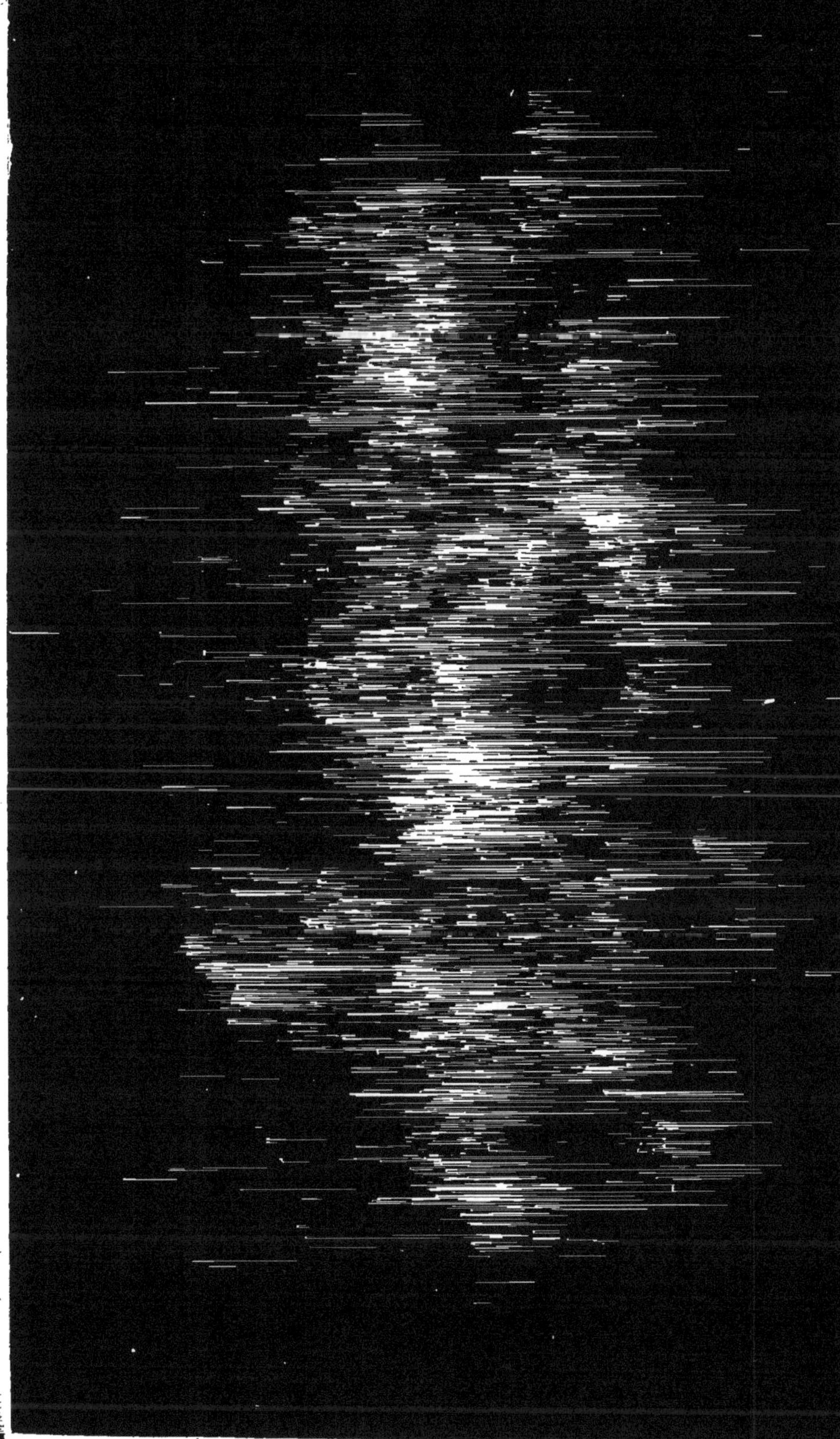

LIBRAIRIE J.-B. BAILLIÈRE ET FILS

BERGERET (L.-F.-L.). — **Des fraudes dans l'accomplissement des fonctions génératrices,** causes, dangers et inconvénients pour les individus, la famille et la société, remèdes. *Treizième édition.* 1 vol. in-18 jésus de 228 pages. . . 2 fr. 50

CHARPENTIER (Alph.). — **Traité pratique des accouchements.** 2 vol. gr. in-8 de 1,100 pages chacun avec 752 fig. et 1 pl. chromolithographiée. . . . . 30 fr. »

CHURCHILL (Fleetwood) et LEBLOND (A.). — **Traité pratique des maladies des femmes.** *Troisième édition.* 1 vol. gr. in-8 de XVI-1150 p. avec 365 fig. . . . . 18 fr. »

CORIVEAUD (A.). — **Hygiène de la jeune fille.** 1 vol. in-18 jésus de 244 pages. . . . . 3 fr. »

— **Le lendemain du mariage.** Etude d'hygiène. 1 vol. in-18 jésus de 268 pages. . . . . 3 fr. »

CUYER et KUHFF. — **Les organes génitaux de l'homme et de la femme,** démontrés à l'aide de planches coloriées, découpées et superposées. *Deuxième édition.* Gr. in-8, 62 p., avec 2 pl. col. et 65 fig. . . . . 7 fr. 50

EMMET (Th.-A.). — **La pratique des maladies des femmes.** 1 vol. gr. in-8 de 860 pages avec 220 fig. 15 fr. »

GALLARD (T.). — **Leçons cliniques sur la menstruation** et ses troubles. 1 vol. in-8 de 325 p. avec 37 fig. 6 fr. »

— **Leçons cliniques sur les maladies des ovaires.** 1 vol. in-8 de 463 pages, avec 47 fig. . . . . . 8 fr. »

PENARD (Lucien). — **Guide pratique de l'accoucheur et de la sage-femme.** *Septième édition.* 1 vol. In-18 de VIII-697 pages, avec 180 fig., cart. . . . . 6 fr. »

RICHARD (David). — **Histoire de la génération,** chez l'homme et chez la femme. 1 vol. gr. in-8 de 350 pages, avec 8 pl. coloriées, cartonné. . . . . 12 fr. »

— **Histoire de la génération chez l'homme et chez la femme.** *Deuxième édition.* 1 vol. in-18 jésus de 323 pages avec figures. . . . . 3 fr. 50

ROUBAUD (Félix). — **Traité de l'impuissance et de la stérilité** chez l'homme et chez la femme, comprenant l'exposition des moyens recommandés pour y remédier. *Troisième édition.* 1 vol. in-8 de 804 pages. . . . . 8 fr. »

ENVOI FRANCO CONTRE MANDAT POSTAL

CHARTRES. — IMPRIMERIE DURAND, RUE FULBERT.

www.ingramcontent.com/pod-product-compliance
Ingram Content Group UK Ltd.
Pitfield, Milton Keynes, MK11 3LW, UK
UKHW022100190726
13855UKWH00002B/560